看護研究入門

科学的研究方法の実践
［心の看護編］

川野 雅資 編

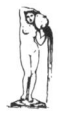

星 和 書 店

Seiwa Shoten Publishers

2-5 Kamitakaido 1-Chome
Suginamiku Tokyo 168-0074, Japan

◆目　次◆

1章　看護の視点から研究に取り組む—序にかえて— ……………1
　Ⅰ　看護から研究を考える …………………………………………1
　Ⅱ　健康とは …………………………………………………………2
　Ⅲ　研究とは …………………………………………………………2
　Ⅳ　看護研究とは ……………………………………………………3
　Ⅴ　看護研究の今後の方向性 ………………………………………3
　Ⅵ　臨床—教育—研究のユニフィケーション ……………………5

2章　研究のスタート ……………………………………………7
　Ⅰ　研究動機 …………………………………………………………7
　Ⅱ　文献検索 …………………………………………………………8
　Ⅲ　クリティーク ……………………………………………………14

3章　研究のレベル ………………………………………………17
　Ⅰ　探究のレベルによる分類 ………………………………………17
　Ⅱ　オリジナリティのレベルによる分類 …………………………20
　Ⅲ　因果関係の明確さによるレベルの分類 ………………………23
　Ⅳ　事例研究のレベルによる分類 …………………………………29

4章　テーマの抽出 ………………………………………………37
　Ⅰ　はじめに …………………………………………………………37
　Ⅱ　研究テーマの見つけ方 …………………………………………37
　Ⅲ　研究テーマのつけ方 ……………………………………………41
　Ⅳ　臨床で研究テーマを設定するときの留意点 …………………42
　Ⅴ　おわりに …………………………………………………………44

iii

5章　研究計画書の作成 ………………………………………………45
Ⅰ　はじめに ………………………………………………………45
Ⅱ　研究計画書の必要性 …………………………………………45
Ⅲ　研究計画書の意義 ……………………………………………46
Ⅳ　研究計画書の作成 ……………………………………………47

6章　研究方法 ……………………………………………………57
Ⅰ　調査研究 ………………………………………………………58
Ⅱ　事例研究 ………………………………………………………64
Ⅲ　実践報告 ………………………………………………………67
Ⅳ　実験研究 ………………………………………………………69
Ⅴ　参加観察法 ……………………………………………………74
Ⅵ　フォーカスグループ …………………………………………79

7章　調査用紙 ……………………………………………………83
Ⅰ　研究課題の設定 ………………………………………………83
Ⅱ　統計的調査と事例的調査 ……………………………………84
Ⅲ　調査対象の明確化 ……………………………………………85
Ⅳ　調査用紙の作成 ………………………………………………86

8章　オリジナルの調査用紙 ……………………………………91
Ⅰ　調査用紙の作成 ………………………………………………91
Ⅱ　プレテスト ……………………………………………………101
Ⅲ　実　　施 ………………………………………………………105

9章　研究の説明 ………………………………………109
- Ⅰ　許　可 ……………………………………………………109
- Ⅱ　協力依頼 …………………………………………………112

10章　データの分析 …………………………………119
- Ⅰ　統計的データの分析 ……………………………………119
- Ⅱ　質的研究のデータ分析（意味の言語化） ……………132

11章　看護研究と倫理 ………………………………137
- Ⅰ　看護研究における倫理の必要性 ………………………137
- Ⅱ　研究対象者の権利擁護 …………………………………138
- Ⅲ　損害・危害を与えないこと ……………………………140
- Ⅳ　インフォームド・コンセント …………………………141
- Ⅴ　秘密の保持 ………………………………………………141
- Ⅵ　研究者に求められている倫理 …………………………142

12章　研　究　費 ……………………………………145
- Ⅰ　研究費とは ………………………………………………145
- Ⅱ　研究助成金の活用 ………………………………………145
- Ⅲ　研究助成金の使途 ………………………………………146
- Ⅳ　研究助成金の申請方法 …………………………………148

13章　研究報告 ………………………………………149
- Ⅰ　研究報告の意義 …………………………………………149
- Ⅱ　学会報告 …………………………………………………150
- Ⅲ　論文報告 …………………………………………………151

14章　臨床からの報告 ……………………………………155
　看護研究の楽しさ・苦しさ ……………………………………155
　「概念枠組み」の理解 ……………………………………………157
　抑制, 隔離に関する研究が臨床に与えた影響 ………………158
　看護スタッフが事例をまとめる意味 …………………………159
　当院における看護研究 …………………………………………161
　看護研究の助言者を経験して …………………………………162
　県立病院で働く看護者に研究が必要な理由 …………………163

索　引……………………………………………………………165

1章 看護の視点から研究に取り組む －序にかえて－

I 看護から研究を考える

　看護は，患者・家族・地域社会の健康状態をレベルアップさせる専門的行為である。時には問題を解決し，時には生活を支え，時には良い点を支持していく。そこには，身体的・精神的・社会的（・性的・文化的・スピリチュアル）な側面から対象をとらえる，という看護独自の視点が存在する。看護は，対象者が抱えている問題・状況が生活に及ぼす反応（生活反応）にケアする。アメリカ看護婦協会（ANA）は1980年に，看護とは「潜在的な健康問題に対する人々の反応についての診断と処置である」と定義している。また，ナイチンゲールは，看護を「新鮮な空気，陽光，暖かさ，清潔さ，静かさを適切に保ち，食事を適切に選択し，管理すること－すなわち，患者の生命力の消耗を最小にするようにすべてを整えること」としている。
　日本看護協会は，看護とは「健康であると不健康であるとを問わず，個人または集団の健康生活の保持増進および健康への回復を援助することである。すなわち人間の生命および体力を守り，生活環境を整え，日常生活への適応を援助し，早期に社会復帰できるように支援することを目的とするものである。また治療効果をあげるための診療補助業務は看護の役割である」と規定している。そして，看護は，人間を単に，有機体・生物体としての側面からだけでなく，心理的・社会的側面を含めて生活している人間として全人的にとらえなければならない。人々が健康なときでも，健康を害したときでも，また回復の過程にあるときでも，

あるいは死に向かうときでも，あらゆる健康の水準で看護の対象となり，その人々の健康の水準を保持し，増進するために働きかけるものである。

Ⅱ　健康とは

健康とは何かを考えると，WHO憲章の前文によると，「健康とは，身体的，精神的および社会的に完全に安寧である状態であって，単に病気でないとか，病弱でないとかいうにとどまるものではない。到達し得る最高水準の健康を享受することは，人権・宗教・政治的信念・経済的ないし社会的地位の如何にかかわらず，何人もが有する基本的権利の一つである」と述べてある。このような視点から，健康とはさまざまな環境からの刺激に適応し，順応し，時には抵抗して生体および社会的存在としての恒常性を維持しようとしている状態であると考えられる。このような人間の健康は，望ましい健康，やや健康，普通，不調，病気，死亡に至る連続線上にあるととらえることが可能である。筆者は，その連続線上を図1-1のように示している。その健康状態に合わせて，看護の関わり方は変化するであろう。

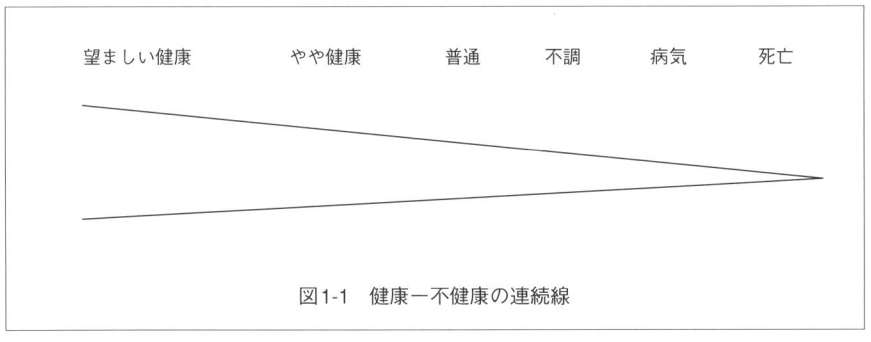

図1-1　健康－不健康の連続線

Ⅲ　研究とは

研究とは「よく調べて真理を極めること」であり，「物事を深く考え，調べ，明らかにすること」である。そして，何をテーマにするか考え，事例のなかにあ

る真理を探求して抽出された,または測定された概念や因果関係を用語で表現したり,観察や実験および測定などを行い,そこから導き出された,あるいは表現した変化や結果を数値やグラフや図表にしてまとめることである。

Ⅳ　看護研究とは

　看護研究とは,看護に関して,看護学の視点から行う研究のことである。看護研究は看護が対象とする領域を見出し,看護現象に生じている法則性を導き出し,理論的に位置づけるものである。そして,アブデラ(Abdellah, F. G.)らは,看護研究によって,①生涯にわたる健康および健康増進についての知識,②健康障害および機能障害を有する人間のケア,③個人の現実または潜在的健康障害への効果的対応を助ける看護ケアが開発される,と述べている。さらに,アブデラらは,看護研究は,①ナースによって行われる研究と,②看護ケアに関する研究,の2つの側面から定義できるとしている。そして,①のナースが主たる研究者となって行う研究には,病気の原因,診断および予防,人間の発達成長段階における健康の促進,環境汚染の生物学的な影響などに関する科学的探求があり,②の看護ケアに関する研究は,個人および集団の看護ケアの理解に向けられ,看護ケア関連の健康や病気に影響する生物学的・生理学的・社会学的・行動学的および環境学的メカニズムを理解することを目的として行われると述べている。

Ⅴ　看護研究の今後の方向性

　看護研究が今後求められるのは,臨床での根拠に基づく成果ではないだろうか。海外でもエビデンスベイストの医学・看護学が盛んに報告されている。我が国においても,ますますエビデンスに基づく看護が希求されることから,エビデンスベイストナーシング(EBN)を発展させる研究が多くなっていくことであろう。エビデンスベイストナーシングを発展させる研究は,次のようなときに行うことが効果的である。
　①　データの質を問う
　②　十分なエビデンスがない

③ データ不足に対する専門家の意見が必要
④ 地域に特異的
⑤ 消費者・実践者・管理者・支払者が受け入れる
⑥ 最新のデータが必要

　このようなエビデンスベイストな研究に基づいて臨床を変化させることが必要である。臨床家が研究をすることで重要なことは，研究をすることで臨床が楽しくなることである。そのためには，実際にやっていることと研究が直結している必要がある。実際にやっているケアのことや意味がわかったり，今後のケアに結びつく内容で，あるべき論ではなく今やっていることに活かせることがテーマになるとよい。背伸びしない（日常的にやっていないことや特別なこと，あるいは特例ではなく，当たり前にやっている）ことを研究すること，すなわちそれは何か当たり前なのだが，なぜなのかを問われるとわからない，あるいはあまりにも当然のことなのに先行研究を調べると誰もやっていない，ということは，臨床家にとっては興味がわいてくることである。それと同時に，臨床家にとっては「研究は難しい」という印象がある。それは，研究が看護の臨床に則していないからである。例えば，研究テーマが「臨床実習での学生の実習目標の達成度を学生間で比較する」ということは，一般的にはその研究成果を臨床では使えない。あるいは，総合病院で20ある外来での「外来看護の検討」で調査研究をして，外来看護はどうあったらいいかを出したら，あるべき論になって全く活用ができなかったということがあった。すなわち，共通項が見出せなかったのである。ある外来の部門では使えるけれど別の外来部門では活用できないと，それぞれに応じたケアを行うという結論になり，それは現在行っていることと同じことをいったにすぎなくなり，現実と何も変わらない。そんな研究をすると，研究が楽しいものではなく難しいもの，努力しても成果が得られないもの，になってしまう。エビデンスベイストな研究を行って変化を引き起こすためには，

① 患者を特定し
② 患者と看護婦の特性を明らかにし
③ 看護婦への教育を準備する

ことである。そして，変化を評価する必要がある。それには，

① 患者とスタッフに関するデータを集める

② 繰り返し変化を調べ続ける
そして，その変化の有効性や妥当性は，
① 患者の満足度
② スタッフの満足度
③ 他職種専門家の満足度
で判断することが可能であろう。

VI 臨床-教育-研究のユニフィケーション

　看護は，臨床と教育と研究のユニフィケーションで発展する。それは，時には別々の場や施設で行われることもあろうが，現在は，同一施設・同一人物がこの3つの活動を行うことが期待されている。臨床家は臨床だけにとどまらずに，教育に携われるし研究も行う。教育者は，学生やスタッフ教育だけでなく，研究も行うと同時に，自分自身が臨床を行う。その臨床は，学生の臨床実習指導ではなく，自分がまさにペイシェントケアを実践することである。日本では数少ない研究者も同様に看護実践を行い，教育を行う必要がある。
　このように，看護学を統合して発展していくために，看護研究は欠かせないし，その研究成果を臨床と教育に活かすことが重要である。

◆引用・参考文献
1) Abdellah,F.G., Levine,E.（矢野正子監訳）：アブデラの看護研究－よりよい患者ケアのために．メヂカルフレンド社，東京，1993.
2) 青木和夫，伊藤景一：はじめての看護研究．医学書院，東京，1994.
3) 波多野梗子：系統看護学講座　専門1　基礎看護学1　第11版．医学書院，東京，1995.
4) 小林富美栄監修：看護学総論．看護学重点シリーズ1．改訂第3版．金芳堂，京都，1994.
5) 内薗耕二，小坂樹徳監修：看護学大辞典　第4版．メヂカルフレンド社，東京，1997.
6) 西尾実，岩淵悦太郎，水谷静夫編：岩波国語辞典　第4版．岩波書店，東京，1993.
7) 吉田時子（前田マスヨ監修）：基礎看護学3．標準看護学講座　第14巻．金原出版，東京，1991.

（三重県立看護大学看護学部　　川野　雅資）

2章　研究のスタート

I　研究動機

　看護研究を開始するには研究の動機がある。動機としては，さまざまなものがあろう。例えば，なぜなのか知りたい（精神障害者の方には，冬なのに靴下をはかない人が結構いる。なぜなのだろう），因果関係を知りたい（服薬をきちんとする人はどういう要因があるのだろう），関連性を明確にする（自ら保護室を活用する患者は，保護室入室時間が短いという関連性があるかどうか），いつもこうなることをはっきりさせる，工夫をしてみたのでその有効性を判断したい，治療上の効果（SST［Social Skills Training］が社会適応能力を向上させる）があるのか明らかにしたい，などが動機になるだろうし，時には研究チームに誘われて，発表の順番が回ってきて，ということもあろう。

　たとえ積極的な理由であろうと消極的な理由であろうと，どうせ研究に着手するのであれば，しっかりとした研究を行いたいものである。

　研究のスタートとしての動機づけは大変重要ではあるが，研究を成功させるには，長い研究期間，その動機を高め続けることである。チームワークは，グループで研究をする場合は非常に重要で，研究の命である。

　初期の動機づけと，研究をし続けていくエネルギーを保ち続け，達成感のある研究を行いたい。

Ⅱ 文献検索

　研究の題材が決まったら，関連する文献を集めて読むことが必要である。なぜなら，関連する研究がもうすでに行われているのかどうかをまず知る必要があるからである。もし関連する研究が行われていないとしたら，今考えている題材は新しいことになる。テーマが新しいということ自体に研究の意味があるので，研究に着手する価値が高いし，そのことには触れておく必要がある。もし，関連する研究がなされていたら，先行研究の類似と相違を明らかにしておく必要があるし，そのことが分析を意義深くする。

1　文献の種類
　一般に，著書，論文，記録・資料などがある。手に入れやすい出版物としては，①書籍（単行本・成書・辞書など）と②専門雑誌（論文・報告・資料・書評など）があり，このなかでも単行本と雑誌の論文（原著・論著・総説）が研究に役立つ文献の中心となる。
　書籍や雑誌に掲載されている論文や記事といった文献そのものを一次資料，キーワードや分類項目などで文献を検索できるようにまとめられた資料を二次資料という。

2　文献検索の方法
1）書籍（単行本）を中心とする検索（一次資料）
ⅰ　図書館の蔵書目録
　探す範囲を明確に絞ると効果的に入手できる。サービスが十分でなかったり，図書館に頼るところが大きく，最新のものがないなど不便なところがある。

ⅱ　図書目録カード
　図書館では，書名と著者名別の検索があり，日本十進法分類（NDC）で分類整理されている。閉架式と開架式があり，開架式は分類別に書架に整理されているので探し出すのに便利である。今は，コンピューター化されている。

iii 文献から文献を探す

1つの文献から別の文献を探し，その繰り返しで検索する。試行錯誤的ではあるが，関連分野の文献を効果的に見つけ出すことができる。

2) 雑誌の論文・記事を中心とする検索（二次資料）

i 索引誌（Index）

文献を系統的に調べる手段。論文の著者名，題名，掲載雑誌名，巻，号などを載せてあるもので，著者名あるいは内容項目によって必要な文献を探し出すことができる。

① 『Index Medicus』——医学・看護関係で最も大きい索引誌。これは，医学とその関連分野の膨大な文献を索引したもので，アメリカの国立医学図書館が月1回発行しているものである。

② 『International Nursing Index；INI』——季刊誌でアメリカのAJN（American Journal of Nursing）が発刊している国際的な看護雑誌の検索誌。1966年から年4回発行され，毎年1年分が，累積版として出版される。

③ 『日本看護関係文献集』——日本の索引誌。1973年以降のものがある。看護に役立つと考えられる文献を，看護の専門家の目を通して分類され，まとめられたもので，広範囲な文献集である。看護の研究，実務，管理，行政など，看護のあらゆる分野に関する文献を21分類項目で分類している。しかし，2年ほどの遅れがある。

④ 『日本保健関係文献集』——広範囲な保健・養護・福祉・保育に関する文献集で，21分類項目で分類されている。1974年からの保健関係の文献を含むもので，主な文献に対して抄録をつけている。

⑤ 『臨床看護研究文献集』——1977～81年の16の臨床関係看護雑誌を12領域に，1978～82年の17雑誌を15領域に分類している。

⑥ 雑誌『看護技術』文献総索引——「看護学十進分類表」を設定し，それにより分類している。

⑦ 雑誌『看護』総索引——掲載記事を23項目に分類して収めている。1973年から看護関係雑誌文献目録を掲載しており，また第30巻までの総索引がある。

⑧ 1960年代の看護関係の文献は，森日出男氏による文献録を調べるとよい。

ⅱ 抄録誌（Abstract）
索引誌と同じように文献に関する情報を集めたものであるが，論文名などに加えて，論文内容の概要が含まれている。
① 『医学中央雑誌』——医学関係の抄録・索引誌で，創刊が1903年という古い歴史をもつ。医学・薬学・看護学などの記事を扱っており，年12冊の索引誌が発行されている。主題別検索で，医学・衛生学の文献検索には便利である。1年前後の遅れがある。
② 『看護文献抄録集』（Nursing Abstracts）——アメリカで，1979年から出版されている。これはINIと異なり，英文で出版されたものしか索引されていない。文献を調べるときは，著者名・雑誌名・項目名のいずれかでコード番号を探し，そのコード番号で抄録を見つけるようになっている。

ⅲ コンピューターによるオンラインやCD-ROM検索
従来，印刷体の抄録誌・索引誌に含まれていたすべての情報を，コンピューターに記憶させ検索できるようにしたもので，それをデータベースとよぶ。データベースは，『Index Medicus』などを含むMEDLARS（Medical Literature Analysis and Retrieval System）や，教育関係の研究報告を網羅したERIC（Educational Resources Information Center）や，『Psychological Abstracts』のデータベースなどがある。印刷体の索引誌と違う点は，含まれている記事の量が多いことと，多くの分類項目を用いていることである。

　a MEDLINE CD-ROMを用いた文献調査
MEDLINEは，主に海外の文献検索に優れている。日本における看護関係の文献については，看護学雑誌である『看護』『看護研究』『綜合看護』『日本看護科学学会誌』『聖路加看護大学紀要』か，医学雑誌に掲載されている看護関係の文献を検索することが可能である。
基本的な検索方法は，次のとおりである。
① Find欄に検索したい語句を英語で入力する——この欄に，作成した検索式を入力して検索することができる。

② Find欄の上のボタンをチェックし，検索フィールドを限定する。
③ Find欄の下の言語ボックスをチェックし，検索するLAフィールド（言語）を限定する。
④ 検索実行──Start Searchをクリックする。

b 『医学中央雑誌』CD-ROM版の効果的な利用

『医学中央雑誌』は，医学中央雑誌刊行会が，国内の医学およびその関連領域の定期刊行物約2300誌から，年間約23万件の文献を収録している。キーワード・抄録付与などの編集作業を行って発行している，二次資料である。

1992年より，CD-ROMによるサービスが開始されており，1987年以降のデータを検索することができる。キーワード・著者名・収載誌名・著者所属機関名などで検索が可能である。

検索方法は，次のとおりである。

① 検索項目を選ぶ──検索したい項目を選ぶ（例：キーワード，シソーラス，分類コード，論文著者名など）
② 検索語句を入力する（カナ・漢字ともに入力可能）
③ 検索──入力した語で検索する／検索語のリストから検索したい語を選ぶ。
④ 履歴検索──検索式をつくるためには，この履歴検索を選ぶ。
　○AND検索（論理積）：「＊」印を使用し，2つ以上の検索結果をともに満たすものを特定する。
　○OR検索（論理和）：「＋」印を使用し，2つ以上の検索結果を加えていく。
　○NOT検索（論理差）：「＃」印を使用し，不要な内容を除去していく。
⑤ 絞り込み
⑥ ファンクションキー案内──検索を実行したり，画面に結果を表示させたり，印刷したり，そして検索年代を変更するためにCDを交換するときなど，検索操作を行うファンクションキーへガイド。

c 日本精神科看護技術協会のCD-ROM

2000年に，日本精神科看護技術協会が，協会発行の雑誌『精神科看護』に掲載した論文を網羅したCD-ROMを作成している。

表2-1 研究論文クリティーク表(事例用)

		研究者名
1. テーマが興味深いか,独創的か	0 1 2	
2. テーマと内容が一致しているか	0 1 2	
3. 「はじめに」が記述されているか	0 1	
4. 事例を選んだ理由が記述されているか	0 1 2	
5. 事例が記述されているか	0 1 2	
6. 結果が記述されているか	0 1 2 3	
7. 考察が記述されているか	0 1 2 3	
8. 「おわりに」が記述されているか	0 1 2	
9. 自己の振り返りとなっているか	0 1	
10. 文献リストが記述されているか	0 1 2	
11. 誤字・脱字がないか	0 1 2	
12. 文章表現が妥当か	0 1 2	
13. 研究に一貫性があるか	0 1 2	
14. 図・表はわかりやすいか	0 1 2	
15. 図・表の枚数は適当か	0 1 2	

30点満点
18点以下   D
19〜22点   C   総合評価
23〜26点   B
27点以上   A   評価日　　　　　　　評価者

(川野雅資・鈴木早苗,1999)

iv　検索のテクニック

　効果的な文献検索を行うためにはコツがある。まず,何を探すかを知ることが大切であり,そのためには,研究課題をできるだけ具体的に決めることである。さらに,自分の使用する索引誌では,その問題がどんな項目のもとに分類されているのかを調べておく必要がある。

　次に大切なのは,どこまで探したかを把握しておくことである。

3　文献の整理

　研究テーマを明らかにするために,文献を整理し,考えをまとめる必要がある。

表2-2　クリティーク表活用マニュアル（事例用）

評価項目	評価基準
1. テーマが興味深いか，独創的か	0：よく研究されていて新しさがない 1：多少は研究されているが視点や対象が興味深い 2：これまでに研究されていないテーマで，かつ意義深い
2. テーマと内容が一致しているか	0：記述なし 1：記述されているが，2には至っていない 2：研究方法・結果・考察とテーマが結びついている。行いたい研究の要点が表現されている
3. 「はじめに」が記述されているか	0：記述なし 1：記述されている
4. 事例を選んだ理由が記述されているか	0：記述なし 1：記述されているが理由があいまい 2：明確に記述されている
5. 事例が記述されているか	0：記述されているが，事例が読みとれない 1：事例としてわかるが，情報が不足している 2：必要な情報の要点が記述されていて，事例としてまとまっている
6. 結果が記述されているか	0：記述なし 1：記述はあるが，不十分でまとまりがない 2：不必要なことも記述してある 3：時期を追って行ったケアとその反応，結果の事実・要点が記述されている
7. 考察が記述されているか	0：考察がない 1：少し考察されている 2：文献を1つ2つ引用しているが深みがない 3：文献を引用しテーマと結びつけて，今後の方向づけを行って考察している
8. 「おわりに」が記述されているか	0：記述なし 1：記述されているがまとまりがない 2：明確に記述されている
9. 自己の振り返りとなっているか	0：なっていない 1：なっている
10. 文献リストが記述されているか	0：文献リストの記述がない 1：文献リストはあるが記述が不正確 2：文献リストの記述があり正確に記述されている
11. 誤字・脱字がないか	0：3つ以上ある 1：1つ2つある 2：全くない
12. 文章表現が妥当か	0：文章を理解するのに苦労する 1：少し理解しにくい表現がある 2：よくわかるように表現されている
13. 研究に一貫性があるか	0：テーマと研究方法がバラバラである 1：テーマと研究方法は一貫しているが，結果の提示や考察の視点がバラバラである 2：研究全体に一貫したテーマが流れている
14. 図・表はわかりやすいか	0：1枚の図・表にたくさんのことが載せてあったり，活字やグラフが小さすぎたり，1枚の図・表そのものが数ページにわたるなど，図・表が判読しにくい 1：図・表を判読するのに多少の努力が必要である。 2：本文を理解するのに図・表が助けになる。一見して図・表が読みとれる
15. 図・表の枚数は適当か	0：図・表があまりにも多すぎる。あるいは必要な図・表が全くない 1：図・表がやや多すぎる。あるいは少なすぎもう少し必要だと思われる 2：本文との合量に対して妥当である

(川野雅資・鈴木早苗, 1999)

表2-3 研究論文クリティーク表（調査研究用）

1. テーマが興味深いか，独創的か	0 1 2	
2. テーマと内容が一致しているか	0 1 2	
3. 「はじめに」が記述されているか	0 1 2	
4. 研究方法が記述されているか	0 1 2	
5. 分析方法が記述されているか	0 1 2	
6. 結果が記述されているか	0 1 2 3	
7. 考察が記述されているか	0 1 2 3	
8. 「おわりに」が記述されているか	0 1 2	
9. 文献リストが記述されているか	0 1 2	
10. 誤字・脱字がないか	0 1 2	
11. 文章表現が妥当か	0 1 2	
12. 研究に一貫性があるか	0 1 2	
13. 図・表はわかりやすいか	0 1 2	
14. 図・表の枚数は適当か	0 1 2	

30点満点
18点以下　　D
19〜22点　　C
23〜26点　　B
27点以上　　A

総合評価

評価日　　　　　　　　評価者

（川野雅資・鈴木早苗，1999）

以下がその方法である。
　① 文献カード（ノート）の作成——文献名を索引の様式にしたがって記録する。
　② 文献ファイルの作成——文献そのものを，テーマ別などに分類する。
　③ 文献内容の整理——文献の内容の要点をメモにしておく。

Ⅲ　クリティーク

　研究を進めるにあたり，他の研究のクリティークを行うことで自分の研究の目的が明確になる。また，研究に対する視点が広がり，深まる。筆者は昨年度，2

表2-4 クリティーク表活用マニュアル（調査研究用）

評価項目	評価基準
1. テーマが興味深いか，独創的か	0：よく研究されていて新しさがない 1：多少は研究されているが視点や対象が興味深い 2：これまでに研究されていないテーマで，かつ意義深い
2. テーマと内容が一致しているか	0：記述なし 1：記述されているが，2には至っていない 2：研究方法・結果・考察とテーマが結びついている。行いたい研究の要点が表現されている
3. 「はじめに」が記述されているか	0：記述なし 1：記述されているがまとまりがない 2：明確に記述されている
4. 研究方法が記述されているか	0：記述なし 1：記述されているが不明確 2：明確に記述されている
5. 分析方法が記述されているか	0：記述なし 1：記述されているが，分析方法が読みとれない 2：明確に記述されている
6. 結果が記述されているか	0：記述なし 1：記述はあるが，不十分でまとまりがない 2：不必要なことも記述してある 3：時期を追って行ったケアとその反応，結果の事実・要点が記述されている
7. 考察が記述されている	0：考察がない 1：少し考察されている 2：文献を1つ2つ引用しているが深みがない 3：文献を引用しテーマと結びつけて，今後の方向づけを行って考察している
8. 「おわりに」が記述されているか	0：記述なし 1：記述はされているがまとまりがない 2：明確に記述されている
9. 文献リストが記述されているか	0：文献リストの記述がない 1：文献リストはあるが記述が不正確 2：文献リストの記述があり正確に記述されている
10. 誤字・脱字がないか	0：3つ以上ある 1：1つ2つある 2：全くない
11. 文章表現が妥当か	0：文章を理解するのに苦労する 1：少し理解しにくい表現がある 2：よくわかるように表現されている
12. 研究に一貫性があるか	0：テーマと研究方法がバラバラである 1：テーマと研究方法は一貫しているが，結果の提示や考察の視点がバラバラである 2：研究全体に一貫したテーマが流れている
13. 図・表はわかりやすいか	0：1枚の図・表にたくさんのことが載せてあったり，活字やグラフが小さすぎたり，1枚の図・表そのものが数ページにわたるなど，図・表が判読しにくい 1：図・表を判読するのに多少の努力が必要である 2：本文を理解するのに図・表が助けになる。一見して図・表が読みとれる
14. 図・表の枚数は適当か	0：図があまりにも多すぎる。あるいは必要な図・表が全くない 1：図・表がやや多すぎる。あるいは少なすぎてもう少し必要だと思われる 2：本文との合量に対して妥当である

（川野雅資・鈴木早苗, 1999）

日間にわたるある看護研究の研修会で，このクリティークだけを行った。当該年度に発表された研究論文を，筆者が作成したクリティーク表に基づいて，グループでクリティークを行い，その結果を発表した。参加者からは，クリティークを行うことがこんなにも研究の目を開くものなのか，という驚きの声があった。

　クリティークは，単にその研究の不足の部分を指摘するだけでなく，その研究の良い点，優れている点も指摘する。すなわち，その研究の優れている点と不足している点の両方を事実をもとに明確にするのである。この，両方の点を明確にすることがクリティークの特徴である。他者の研究をクリティークするには，根拠や比較になる基準がなくてはならない。そこを明らかにすることが研究の目を開くことになる。

　筆者は，その後，他の研究者とともにクリティーク表（事例用と調査研究用）（表2-1, 2-3）および活用マニュアル（事例用と調査研究用）（表2-2, 2-4）を改良した。このクリティーク表と活用マニュアルはいかように改良してもかまわないと思われるので，研究の方法・内容・対象に応じて使い分けていただけたらと思う。

◆引用・参考文献
1) 早川和生編：看護研究の進め方・論文の書き方. JJNブックス，医学書院，東京，1991.
2) 井上幸子他編：看護における研究. 看護学大系10. 日本看護協会出版会，東京，1991.
3) 山添美代，山崎茂明：看護研究のための文献検索ガイド第2版. 日本看護協会出版会，東京，1995.

（三重県立看護大学看護学部　　川野　雅資）

3章 研究のレベル

　看護研究は研究者が行うという考え方があるが，看護者が専門職として発展し続けるために，すべての看護者が研究を行うことが望ましい。現在，日本における看護研究は，さまざまな場で，さまざまの立場の看護者が実施している。看護者の個人研究であったり，グループや病棟単位，あるいは病院でプロジェクトを組んで行っていたり，いくつかの病院が共同で研究をしたりしている。また病院や大学，研究機関でのプロジェクトによる研究がある。研究の方法は，1事例に対して実践した看護を振り返ってケアの本質を探る事例研究や，多くの研究者が共同して理論を構築する研究もあり，方法もさまざまある。しかし研究を「レベル」という視点からみると，誰がどのような方法で行っているかということではなく，どのような研究内容によるかということによって分類されている。これは研究課題である「探求のレベル」によって分類されたり，「オリジナリティのレベル」や「因果関係明確化能力」によっても分類されている。「研究デザイン」については6章で述べられているので詳述は避けるが，関連があるところでは若干触れる。また，研究を行う際には，研究の倫理的な配慮を忘れてはならない。これについても，詳細は11章を参照してほしい。

I　探求のレベルによる分類

　デイアー(Diers,D.)[1]は，「研究のレベル」を「探求のレベル」で分類している（表3-1）。すなわち何を明らかにしたいのかという「課題のレベル」による分類である。第1のレベルは「これは何であるか？」というものであり，第2のレ

表3-1 探求のレベルによる分類—問い, 研究計画, 答え

探求の レベル	問いの種類	研究計画	答えの種類	研究計画に対する 他の名
1	これは何であるか?	因子を探索する	因子を分離する (命名する)	探索的 成文化的 記述的 状況整理的
2	何が起こっているのか?	関係を探索する	因子を関係づける (状況を描写する・状況を記述する)	探索的 記述的
3	もし…すれば, 何が起こるだろうか?	関連を検証する	状況を関係づける (予測的)	相関的 調査計画 非実験的 経過実験
		因果仮説を検証する		実験的 説明的 予測的
4	…を起こすには, 私はどうするか?	規定を検証する	状況を産生する (規定)	

(参考文献1)のp.91より引用)

ベルは「何が起こっているのか?」, 第3のレベルは「もし…すれば, 何が起こるだろうか?」, 第4のレベルは「…を起こすには, 私はどうするか?」というレベル区分である。レベルは第1から第4に向かって上がっていくと説明している。

1 第1のレベル

第1の探求レベルでは, 概念枠組みや仮説は必要ではなく「これは何であるのか」という研究課題であり, 事象を詳細にみていく研究である。事象を詳細にみることによって,「このような因子が含まれていた」「このようなものであった」という結果を得るのである。このなかには, 参加観察法などを用いた多くの質的研究が含まれる。また記述されたいくつかの文章をKJ法などで分類するという方法を用いた研究もこのレベルの研究である。例えば, 調査用紙を用いた量的な研究であっても,「看護学生の自己教育力」[4]にはどのような因子が含まれている

のかを明らかにするような研究は，このレベルの研究であるといえる。
　また事例研究では，看護過程に沿って事例を紹介し，アセスメントおよび看護計画を立案し，その看護実践の内容すなわち看護の実施と評価を記載，報告したものが第1の探求レベルである。

2　第2のレベル

　第2の探求レベルは，「何が起こっているのか？」という因子間の関連を考える研究であり，事例研究では振り返りの事例研究が含まれる。振り返り事例研究とは，すでに看護実践が終了しているか，または実践を行っている最中の事例の研究である。その患者あるいは看護について，患者が良くなったのはどのような要因によるものか，因子間の関連はどのようになっているのかを，事例を詳細に分析することによって明らかにしようとするものである。また量的研究である先述の「看護学生の自己教育力」を例にすれば，因子分析後因子の命名を行うのは第1のレベルであるが，それぞれの因子に関連していると考えられる要因，例えば感銘を受けた本であるとか，尊敬する人や自己学習の時間を明らかにしたり，それぞれの要因にどのくらい関連しているのかをみる研究[8]が第2のレベルになる。第2レベルの研究においては仮説を立てることはできないが，考える因子の概念，すなわち概念枠組みを考えておく必要がある。研究の概念枠組みが明確になれば，因子間の関連を考える視点が明確になる。

3　第3のレベル

　第3の探求レベルでは，「もし…すれば，何が起こるだろうか」という問いなので，仮説を立てる必要がある。仮説は「もし○○すれば」の「○○」とその結果起こる可能性のある「××（出来事）」との関係を明示したものである。例えば「X（○○のつぼを押すこと）がY（便秘を解消する）」というように，XとYとの関係を仮説にし，それに基づいて検証する研究計画を立て，実験，準実験あるいは調査を実施する。したがって因果関係を明らかにする研究であり，仮説証明研究である。仮説を立てるためには，その研究を考える概念枠組みを明確にすることが重要である。概念枠組みは，研究する内容についてよく理解したうえで現状を分析し，しかも関連の文献を検討することによって明らかになる。

また事例研究の場合でも,「○○のような援助を実践すれば」,患者は「××になる」というような研究デザインのものを指す。例えば,1事例の研究では「個別的に心理的な援助をすれば,水中毒の患者は,体重の変動も少なくなる」や「問題行動が多い患者に対して,統一した援助を行うことで問題行動は減少する」などの研究が考えられる。また複数の事例を扱った研究では,「長期入院の患者に毎日散歩を促すと筋力が回復する」というような,いわゆる看護介入に関する研究である。現在はこのレベルの看護研究が多くみられる。

4 第4のレベル

第4の探求レベルは「…を起こすには,私はどうするか?」という研究である。これは,例えば「○○の変化を起こすために△△を行う」ということを検証するような研究である。このような研究では,「○○」のなかに含まれる内容も明らかになっていること,「△△を行えば○○になる」ということも証明されている必要がある。また,この研究によって理論が構築される。デイアーは「規定理論は,実践家が価値の高い目標に到達できるようになるための活動を導く知識を提供してくれるので,専門的職業においては,最も必要であり,最も望まれている種類の理論である」[1]と述べている。すなわち,この規定理論を導く第4探求レベルの研究が必要であるといえる。しかしながら,現在のところこのような研究は少ないのが実状である。

II オリジナリティのレベルによる分類

研究は,何かを明らかにすることを目的にしているので,オリジナリティが重要である。オリジナリティとはその研究の独自性をいう。世界を動かすことができるような新発見をするような研究もあるが,新発見ではあるがそうでないものもある。新発見ではあっても,世界を動かすような(ノーベル賞をもらえるような?)オリジナリティの高い研究は少ない。われわれが目にすることの多い研究は,第3レベルのオリジナリティまでの研究デザインが多いように思うので,以下ではこれについて説明をする。

研究デザインのうち,研究対象や研究期間などを変えて同じ内容で行うという

場合がある。これは「第1レベルのオリジナリティ」といえる。また他の研究で用いられた研究内容である調査用紙や測定用具を用いて，対象や方法を変えて行う研究「第2レベルのオリジナリティ」がある。これは，研究の枠組みを変えても，その内容が含まれることを意味している。さらに調査内容（調査用紙），調査方法などを構成概念や研究の概念枠組みから妥当性を検討して行う「第3レベルのオリジナリティ」ということができる。いずれも概念枠組みや用語の定義，仮説が必要である。

1 第1レベルのオリジナリティ

　第1レベルのオリジナリティの研究は，主に初学者が行うことが多い。他の研究デザインと同様にして研究の対象者や研究期間を変えるものである。いわゆる追研究である。例えば，精神障害者あるいは精神病院に対するイメージ，あるいは態度に関する研究で，元の研究での調査対象は「看護婦」であった場合を考えよう。同じ研究方法で同じ研究者あるいは別の研究者が，対象者を例えば「医学生」あるいは「医師」や「地域の住民」などのように変えて行おうとする研究を第1レベルのオリジナリティであると，ここではいう。しかし，「医学生あるいは医師，地域の住民の精神障害者や精神病院に対するイメージ，あるいは態度と関連がある」または「看護婦と比べて好意的である」などの仮説に基づいて対象者を設定し，研究デザインを考える。設定された仮説は，あらかじめ概念枠組みに基づいていなければならない。また，例えば入眠を促す足浴のように，ある看護介入が有効であると検証するような研究がある。この場合，効果の判定は，入眠までの時間あるいは脳波によるものであったとする。元の研究では，介入時間は「10分」であったが，それを時間を20分，25分というように長くしたり，反対に5分などのように短くしたりして，入眠までの時間や脳波から効果を比較するという研究も考えられる。この例は短時間の介入であるが，介入期間が長い場合も考えられる。この研究においても，概念枠組みに基づいた仮説の設定が必要である。

　さらに例をあげると，患者の退院を促進するために患者，看護者，医師で定期的にミーティングをもつことが効果があるという研究があったとする。このような研究論文を読んだ人が，自分の受け持ち患者を対象に研究したいと考えた場合

も，このレベルである。この場合は，概念枠組み，仮説ともに他の研究者のものを用いるのである。このようなときには，必ず引用文献として記載する。

2　第2レベルのオリジナリティ

　第2レベルのオリジナリティの研究は，他の研究で用いられた調査用紙あるいは測定用具を活用する研究である。これは独自に調査用紙や測定用具を作成し，その信頼性と妥当性を検討する時間がない場合に多く用いる。例えば，作業所に通所している精神分裂病者のQOL（quality of life：生命の質，生活の質，人生の質）に関する研究をしたいと考えたとする。QOLに関しては，多くの研究者がさまざまな角度から多種の調査用紙を開発している。多様な調査用紙のなかから活用するものを選択するには，自分の研究の概念枠組みに含まれているか否かを検討しなければならない。もちろん自分の研究の概念枠組みを明らかにするためには，文献の検討が必要になる。活用しようとしているQOL尺度を構成している概念と，自分の研究の概念枠組みのある部分が一致していることを確認することが重要になる。また，それが外国語で書かれた尺度の場合には，翻訳をして活用することも可能である。翻訳をする場合には，バックトランスレーションを行い，翻訳が正しいニュアンスを伝えているか否かなどについて確認する作業が必要になる。しかし，これは尺度の妥当性を検討するのではなく，翻訳の正しさを検討するだけなので，このような研究は第2レベルのオリジナリティの研究である。

　事例研究の場合は，事例を分析する視点を他の研究論文から活用したり，援助の視点を他の論文から活用したりする研究が，このレベルの研究になる。例えば，複数の事例研究の場合で精神分裂病者に集団精神療法を行い，良い結果を得たという研究論文があったとする。この方法を，例えばうつ病の患者に行ってみたらよいのではないかという仮説を立てるというような研究計画を立てて研究する場合である。また，例えば単数事例（1事例の研究）の研究の場合，内科や外科で行った対象者の分析やアセスメント方法を精神分裂病者に適応してみるというような研究である。これらは，他の研究者が分析した視点で自分の行った看護や対象者を分析するという研究である。前述の場合と同様に，分析の視点に関する妥当性の検討は，はじめに行った研究者によってなされているので，改めて妥当性を検討する必要性はない。もちろん信頼性・妥当性の検討を行うことも可能である。

3 第3レベルのオリジナリティ

　第3レベルのオリジナリティの研究は，研究の枠組みから調査内容を抽出し，調査内容の構成概念の妥当性および信頼性，妥当性の検討を行う必要がある。調査用紙の作成は7章で述べているので，詳細は省略する。本来はどの研究においても，概念枠組みから調査内容を明らかにすることによって，研究者が明らかにしたい調査が行える。しかし概念枠組みから調査内容の抽出，構成概念の妥当性の検討には，多くの時間を要する。

　例えば，QOLで考えてみよう。

　QOLは日本語の訳を考えれば，その人の「精神的状態」「日常生活行動の状態」「身体機能の状態」「経済的状態」などの要素が含まれるべきであり，しかもそれらの要素が相互に関連し合っていると考える。そしてさらに，それぞれの要素はさまざまな内容で構成されている。例えば「精神的状態」は「精神的に健康であるか」という質問だけでは不十分である。そのため「精神的健康」を「やる気」や「充実感」「幸福感」という要素で構成されていると考え，このような内容を盛り込んで質問紙を構成したとする。しかし「精神的状態」を考えようとするとき，精神機能のなかには「知的能力」も含まれるので，「知的レベル」について質問紙に構成するべきであるという考え方もある。これは「知的能力」を質問紙の構成要素および構成概念に入れたほうがよいのではないかという考え方である。このように，各要素のなかにどのような概念で構成されているのかについては，見方や考え方の違いによって異なることが多い。したがって質問紙や調査用紙の構成概念の検討は，十分になされる必要がある。

III　因果関係の明確さによるレベルの分類

　よく「調査研究のほうが，事例研究よりもレベルが高いのですか」と聞かれることがある。しかし，ポーリットら[7]は，研究方法と研究の質は関連がないと述べている。すなわち，研究方法で研究のレベルを区分することはできないのである。研究の質すなわち研究のレベルは，因果関係の明確さによって分類される。

　ポーリットら[7]によれば，最も因果関係明確化能力の低い研究計画は「記述的研究」である。次いで「回顧的・相関的研究」であり，「前向き・相関的研究」

表3-2 因果関係明確化能力に関する研究デザイン比較

研究デザインのレベル	研究デザインの特徴
最も弱い設計	
記述的研究	研究対象に起こった現象をそのまま要約しようとする
回顧的・相関的研究	過去の出来事について変数間の関連を明らかにしようとするが、独立変数を操作できない。
前向き・相関的研究	予測される原因の検討を行い、予測される結果を時間の流れに沿って明らかにしようとする。
前実験的研究	実験に必要なコントロールに修正困難な欠陥がある
準実験的研究	本来の実験に特有なコントロールの特性を欠いている
真の実験的研究	変数間の因果関係に関する仮説を検証できる
最も強力な設計	

「前実験的研究」「準実験的研究」で、最も因果関係明確化能力が高いのは「真の実験的研究」である（表3-2）。

1 記述的研究

　研究で因果関係を明確にできないものとして「記述的研究」をあげている。記述的研究には、変数が1つのもの（1変量記述的研究）と2つ以上の相関を考えようとするもの（記述的相関的研究）がある。1変量記述的研究について例をあげると、精神病院に入院している処遇困難患者の特徴、平均年齢や病名、入院期間がどのようになっているのかを明らかにしようとする、などの研究である。また入院している精神分裂病患者が、看護者の援助についてどのように感じているかを聞き取り調査を行った研究や、退院に至った処遇困難患者の援助について述べた研究が考えられる。

　記述的相関的研究は、因果関係を明らかにしようとするものではなく、ある現象が関連のある現象にどのように影響しているのかを明らかにしようとするものである。例えば、女性の精神分裂病患者は、月経時に精神症状の悪化あるいは病状の再燃を引き起こすのではないかという仮説を立てて行った研究を考えてみよ

う。そして急性期病棟で入院1週間後に,すべての患者に月経困難症について面接を行い,入院時の月経の有無,入院してからの精神症状の変化について観察を行った。これは一見,精神症状と月経との因果関係を明らかにしようとしているようにみえる。しかし毎回の月経時に精神症状が悪化しているのではないこと,薬物など月経に影響する要因についても考えなくてはならないことから,因果関係は明らかにならないのは明白である。この例にあげた研究では,今回の入院時の月経の状況について把握したということにとどまる。

2　回顧的・相関的研究

　回顧的・相関的研究は,現在ある現象と過去に起こった現象との関係を明らかにするような研究である。例えば,患者の満足度と在棟期間との関連を明らかにするために考えた研究がある。仮説は,在棟期間が長い患者の満足度は低いというものである。そこで患者の満足度（従属変数）を測定し,在棟期間（独立変数）が長い患者の満足度と在棟期間の短い患者の満足度を検討する。その結果,仮説が検証できたとする。すなわち在棟期間の長い患者は満足度が低いという結果を得た。しかしよく考えてみると,在棟期間が長い患者の満足度は,在棟期間だけで規定されているのであろうか。答えは否である。例えば年齢,社会復帰の困難性,家族の事情,身体的状況など,さまざまな要因が関連しているのである。この結果からでは,さまざまな解釈ができるが,独立変数を操作しにくい領域（看護学や社会学など）における研究では,このレベルの研究も重要である。例えば,食習慣と肥満や糖尿病との関連や,喫煙と肺ガンとの関連に関する研究も,このレベルに含まれる。

3　前向き・相関的研究

　前向き・相関的研究では,予測される原因の検討を行い,予測される結果を時間の流れに沿って明らかにしようとする研究である。例えば,「若い頃にカルシウムを食べると骨粗鬆症になりにくいということを明らかにしようとする」とか,「ポリフェノールを多く含んだ食品を食べると血清コレステロール値が下がる」などの研究である。これは回顧的相関的研究よりも,因果関係が明らかになりやすいが,追跡するための時間と費用がかかるという欠点がある。また従属変数

（この例では，骨粗鬆症，あるいは血清コレステロール値）が少ないので，研究対象者（標本数）を多くし，偶然か必然か見極めなければならない。

4 前実験的研究

　前実験的研究は，実験に必要なコントロールに本質的に修正困難な欠陥があるものをいう。これは実験前の状況を把握せずに，何か介入を行ったものと行わないものを比較するような研究である（図3-1）[6]。例えば，下肢の筋力をつけるために散歩を導入するという計画を立てたというような研究があったとする。「散歩をしている群」と「散歩をしていない群」の1週間，2週間，…5週間散歩後の下肢の筋力を測定し比較した。その結果「散歩をしている群のほうが下肢の筋力が強かった」というものであった。しかし，散歩をする前の筋力を測定していないので，本当に散歩の効果であるか否かはわからない。「散歩をしている群」と「散歩をしていない群」の下肢の筋力がはじめから異なっていたかもしれないということも考えられ，さまざまな解釈が成り立つ。このような研究はコントロールに本質的に修正困難な欠陥があるといえる。またSST（Social Skills Training：生活技能訓練）の効果を明らかにするために，SSTを開始する前のLASMI（Life Assessment Scale for the Mentally Ill：精神障害者社会生活評価）を測定し，SSTを1クール実施した後，LASMIを評価したような研究がある。これは一見論理的なようにみえる。しかし，LASMIの評価の変化は，SSTのみの影響であるとは限らない。別のケアによるものかもしれないし，薬物の影響によるものかもしれない。このように別の外的な要因をコントロールできないものも

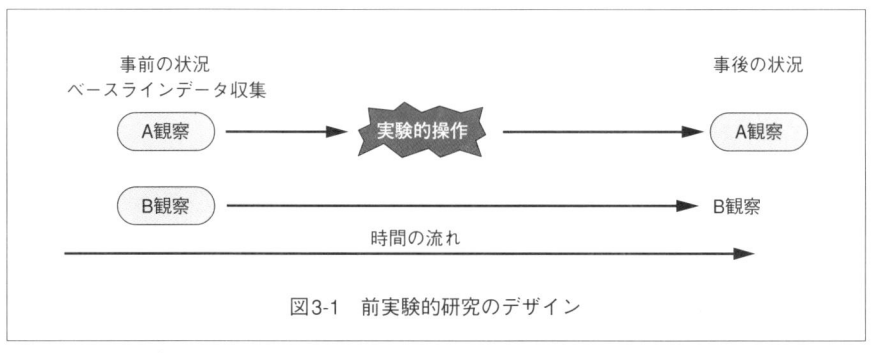

図3-1　前実験的研究のデザイン

前実験的研究という。

5 準実験的研究

　準実験的研究は，看護研究では多く用いられている。例えば，事前の状態のデータ（ベースラインデータ）を収集し，何か介入を行う。その後，事後の状態のデータを収集し，少し時間をあけ，また新たな介入をする前のデータ収集を行い，介入，事後のデータ収集を行うという研究である（図3-2）。この場合，実験群もコントロール群も同じ対象であるので「対象は同質である」といえる。この研究計画では，それぞれの事前の状態のデータ（ベースラインデータ）がコントロール群（比較群）になる。これは，介入方法の違いを明らかにしたいときに用いる。

　研究計画を2群で考えたとき（図3-3）研究の対象となる群（実験群）とコントロール群（比較群）とが全く同質であることは少ない。また対象を無作為化することも難しい。このことは以下の例からも明らかである。介入開始前のQOLの状態（ベースラインデータ）を調査し，実験群には従来の方法と新しく考えられた看護を加えて介入を行い，コントロール群（比較群）には従来の方法で介入を行う。ある程度の介入期間を経て再度QOLの状態を調査するという研究である。実験群とコントロール群が，はじめのQOLの調査と同じような回答であれば，介入後のQOLの変化は介入によるものであると推察できる。しかし，はじめのQOL調査（ベースラインデータ）で全く同じ回答であることは不可能であるし，実験群，コントロール群ともに無作為に抽出することも不可能であった。それは

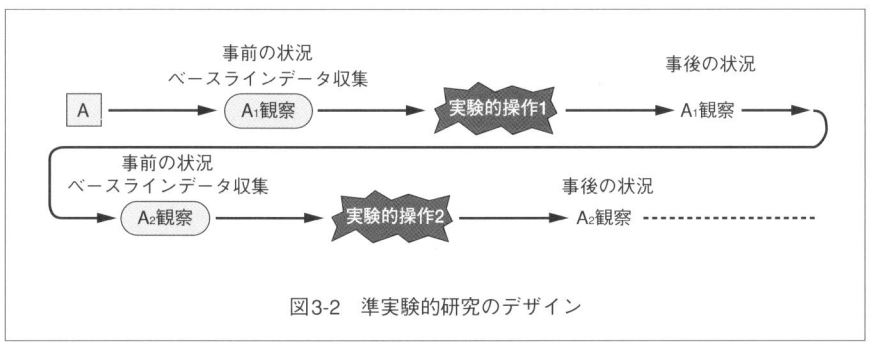

図3-2　準実験的研究のデザイン

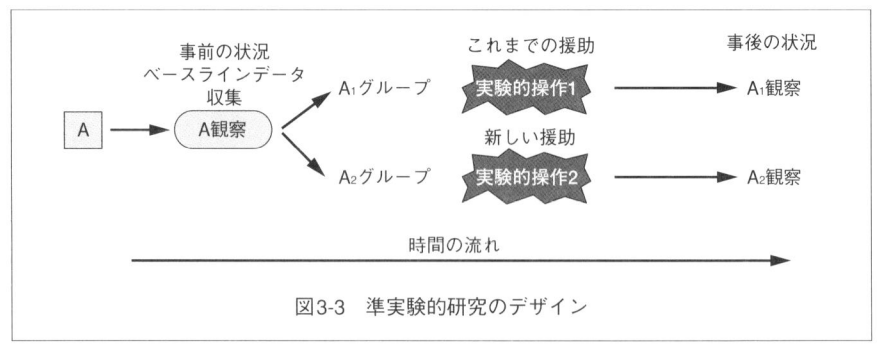

図3-3 準実験的研究のデザイン

例えば，この研究が精神分裂病者を対象にするものであれば，精神分裂病者のすべてから無作為に抽出することはできないし，年齢や罹病期間などさまざまな点で，同質にすることは不可能であるからである。このように年齢や身長，体重など完全に同質にすることが困難なものが多い。しかし，準実験的研究は，簡易で，実用的である。コントロール群が十分でない場合には，介入開始前のデータ（ベースラインデータ）が実験的介入後のデータのコントロールになり，データの信頼性も高くなる。研究者は，実験的研究のような解釈はできないことを理解したうえで，準実験的研究を行わなければならない。

6 真の実験的研究

真の実験的研究は，変数間の因果関係に関する仮説を証明するには，最も科学的な方法である。真の実験的研究は，その重要な要素である，①実験的操作性，②コントロール，③無作為化の条件，を満たしていなければならない。これらの3つの条件を満たしているからこそ，最も科学的な方法になり得るのである。真の実験的研究の例としては，乱数表によって番号で抽出した（無作為化）学生を対象に，足浴をしたときの心身の負担を測定しようというようなものである。このとき乱数表によって抽出された学生を学籍番号順に並べ，1人おきに実験群とコントロール群に区分するという方法をとり，2群に分ける（コントロール）。2群とも足浴開始前の心身の負担の指標としての筋肉負担（EMG積分値），心拍数，血圧，脳波，主観的疲労感などを測定する（ベースラインデータ）。そして足浴を実施する群と足浴と同一体位で同じ時間いる群（実験的操作性）を比較する。

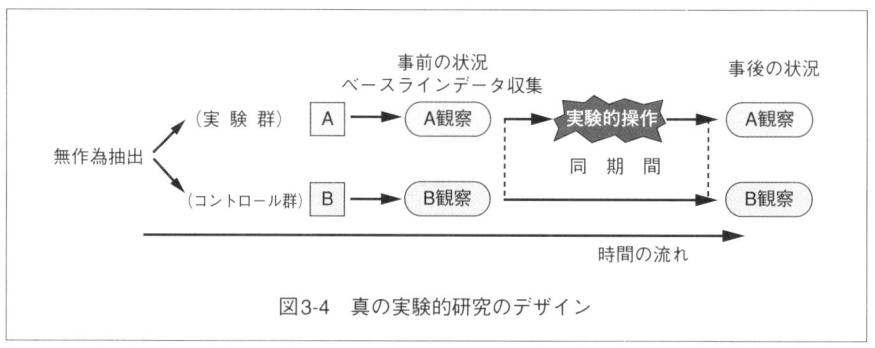

図3-4 真の実験的研究のデザイン

この場合,足浴が独立変数になり,心身の負担として測定する筋肉の負担(EMG積分値),心拍数,血圧,脳波,主観的疲労感などが従属変数になる(図3-4)。

例えば,音楽を聴きながら行った場合の仕事の能率と聴かないで行った場合の仕事の能率を比較する実験を行ったとする。仮説は音楽を聴きながら行った場合のほうが仕事の能率は上がるというものであったが,実験の結果,仮説は否定された。これは「ホーソン効果」といわれるもので,実験に参加しているということを自覚することによって,行動を変化させてしまうことがあるという例である。このような例は,忙しい時間帯のナースコールでの看護婦の応対と,そうでないときの看護婦の応対を比較しようと思ったときなどに起こり得るので,注意が必要である。

Ⅳ 事例研究のレベルによる分類

看護研究ではとても重要な事例研究のレベルについて述べる。事例研究においても探求のレベルによる分類に含まれるものもあるが,小林ら[2]は明らかにしたい内容によってレベルを分類している。ここでは,小林らの分類に基づいて説明を加える。レベル1の事例研究は,正しく記述しておく必要がある事例について記載された研究,レベル2では事例の実態を明らかにするために行う研究,レベル3では合理的な看護介入の開発を試みる研究である。

1 レベル1の事例研究

　看護実践のなかで日頃体験しない特異な事例や，反対にしばしば問題となる事例については，正確に記述され，研究として知的財産にする必要がある。このような事例研究をレベル1の事例研究という。特異な事例の例では，「全生活史健忘の患者の看護」や「解離性障害の患者の看護」などがある。そのとき，何を視点にまとめるかということが重要であり，研究者が悩むところである。しかし，この視点が明確になっていないと，事例報告になってしまう。特異な事例の例として，先の「全生活史健忘の患者の看護」で，看護婦の逆転移感情で看護が十分にできずにいたとしよう。これは，看護者が操作され，振り回されていた結果であると考えられる。今後，再度このような事例に出会ったとき，看護者が操作されないようにし，適切な看護をするために事例を記述するのが，レベル1の事例研究ということになる。この事例で視点になるのは，時間の流れと逆転移感情の関連であり，そのとき話し合われた看護計画や患者の応答，態度などになる。この例のように，データを看護記録から収集する場合が多いので，データの信頼性からみると低くなるが，それを補うためにもできるだけ客観的に記述することが重要である。

　また，例えば，拒薬患者のようにしばしば問題になる事例については，その共通性を見いだし，それに対処することができるように正確に記述する。この場合も特異な事例同様，まとめるにあたっては視点が定まっていることが重要になる。拒薬患者の場合は，拒薬の理由，服薬量，副作用の出現状況，インフォームド・コンセントと病気の受け止め方，障害の受容などが視点になるだろう。そしていくつかの事例の拒薬患者の状態をその視点に沿ってまとめ，看護の方向性について述べることになる。この場合も客観的に記述することが重要である。

2　レベル2の事例研究

　レベル2の事例研究は，事例の実態を明らかにしようとするもので，研究者の関心によって行うのではなく，対象者にとってどのように役に立つのかという点が重要である。事例に役に立つというのは，問題となっていることが改善することによって，対象者がどのように変化するのかを考えることでもある。事例の問題となっていることを明確にするために，その問題はどうして起こっているのか，

きっかけはあったのかなどを詳細に記述する。例えば，1日7kgの体重変動がある水中毒患者は，どのような状態で隔離されたのかを明らかにし，飲水量および体重の増減を最小にするための援助を探るという研究が考えられる。隔離時間，体重の増減やその時間帯，体重増加時の看護者の態度などを調査し，どのようなことが患者に都合が良い対処法なのかを探るのである。このようなデータを得たら「レベル3の研究」を行うのが望ましい。

3 レベル3の事例研究

　レベル3の事例研究は，1事例を対象として行う1事例研究または個別研究，と複数事例を対象とする複数事例研究がある。

　1事例研究では，レベル2の事例研究で得られたデータをもとに新たな介入を試みて，その介入の効果をみるものである。先の例でみると，通常の看護ケア（これをAとする）での隔離時間，体重の増減やその時間帯，体重増加時の看護者の態度などを測定することが，ベースラインデータ（＝①）になる（図3-5）。そして新たな看護計画や計画に加わった援助が看護介入（これをBとする）になる。これを一定期間実施し，介入中のデータ（＝②）とする。その後一時的に新たな介入（B）を中止して，通常の看護ケア（＝A）に戻して測定したデータ（＝①'）をとり，さらに一定期間通常の看護ケア（＝A）を実施していて，患者の状態に変化があるのか，データ（＝①"）を確認するという方法がある（図3-5）。

　このように①－②－①'－①"とデータを測定するのが基本になる。これを繰り返す研究デザイン（①－②－①'－②－①'－①"）や，また別の看護介入（これをCとする）を考えてデータを測定する研究デザインがある。Cの看護介入のときに得られるデータを③とすると，得られるデータは，①－②－①'－③－①'－①"になる。この場合，通常の看護ケア（＝A）と新たな介入（＝B），別の看護介入（＝C）のどれが最も患者に有効な介入であるかがわかる。

　1事例研究では，その患者に特異的であるのか，共通する問題をもつ患者にも効果的であるのかが，わかりにくい。そこで複数事例研究を行う。複数事例研究では，共通する問題をもつ患者を選択し（ここでは，対象者a，対象者b，対象者cの3人とする），通常の看護ケア（＝A）と新たな介入（＝B），別の看護介入

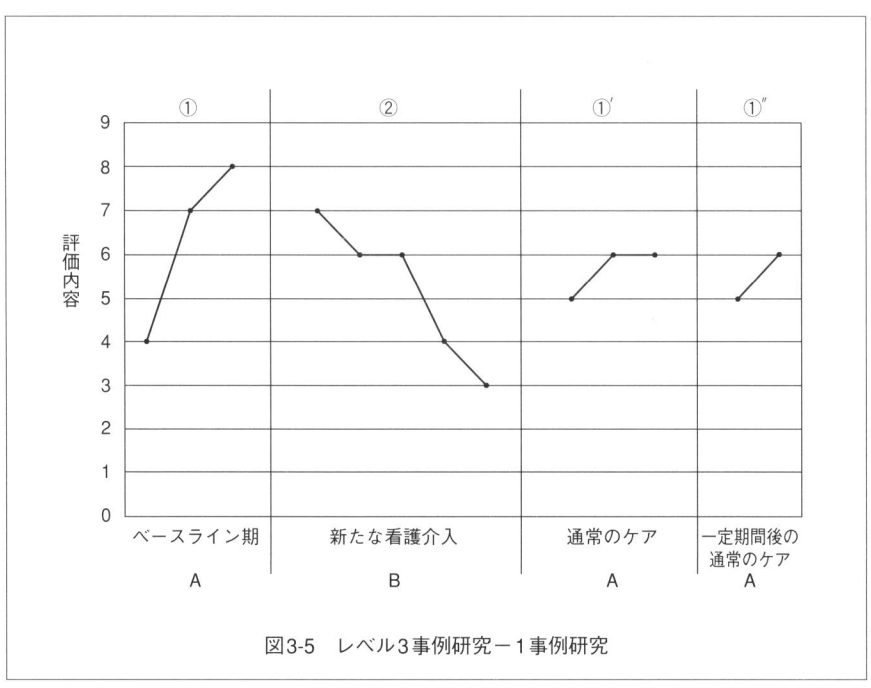

図3-5 レベル3事例研究－1事例研究

(＝C),さらに別のケア(＝D,そのときの測定データを④とする)を比較するものである。

対象者aは①-②-①'-③-①'-④-①'-①"とデータを測定し,対象者bは①-③-①'-④-①'-②-①'-①"と測定し,対象者cは①-④-①'-②-①'-③-①'-①"と測定するようなデザインである。これをマルチプルベースラインデザインという(図3-6)。

このマルチプルベースラインデザインは,同じ対象者,例えば対象者aに対して,学ばなければならない生活技能(食事＝A,服薬＝B,金銭管理＝C)があったとする。この生活技能を学ぶのに,ロールプレイングによる方法が最も有効であるかどうかを明らかにしたいとする。このようなデザインのときには,時間をあけて行う(図3-7)。まず,実験前に現在の生活技能の状態を測定する(ベースラインデータ)。はじめは生活技能Aについてロールプレイングで訓練し,次いでBもロールプレイングで訓練する。さらにCも同様に行う。ABCそれぞれの

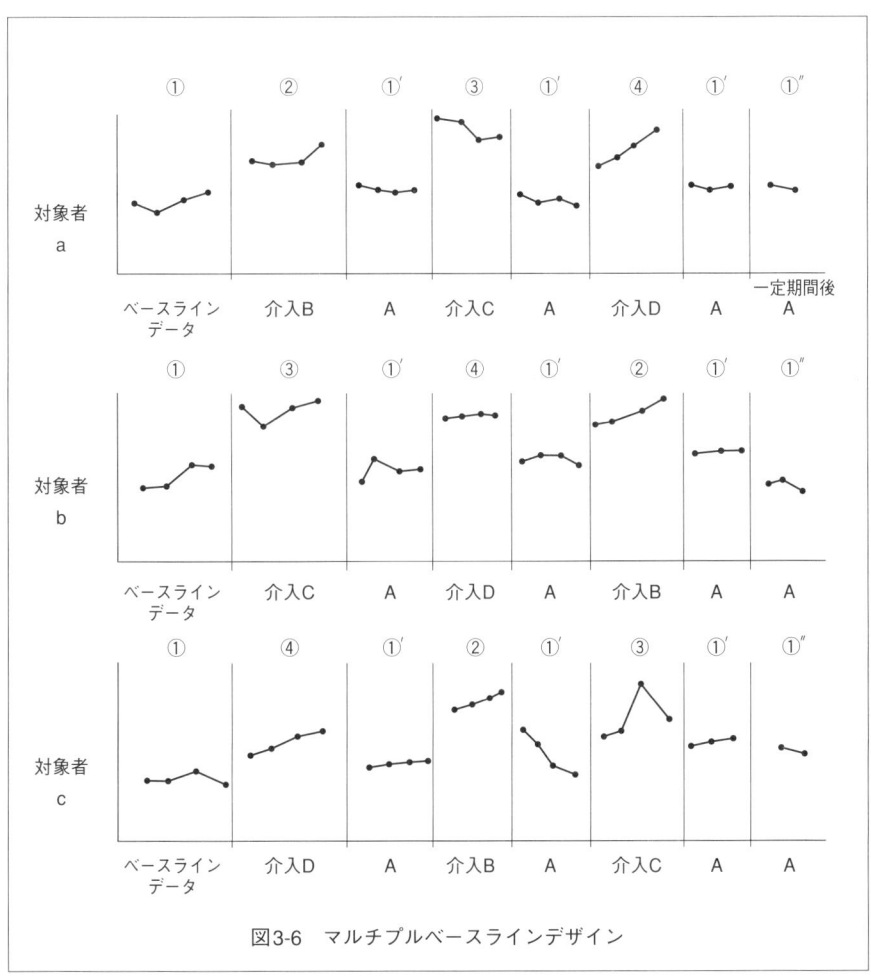

図3-6 マルチプルベースラインデザイン

生活技能の獲得までの訓練期間が短くなっていけば，ロールプレイングが生活技能を学ぶのに効果があるということができる。このとき独立変数（ロールプレイング）と従属変数（生活技能の獲得）を明確にしておくこと，研究のデザインを把握しておくことが重要である。

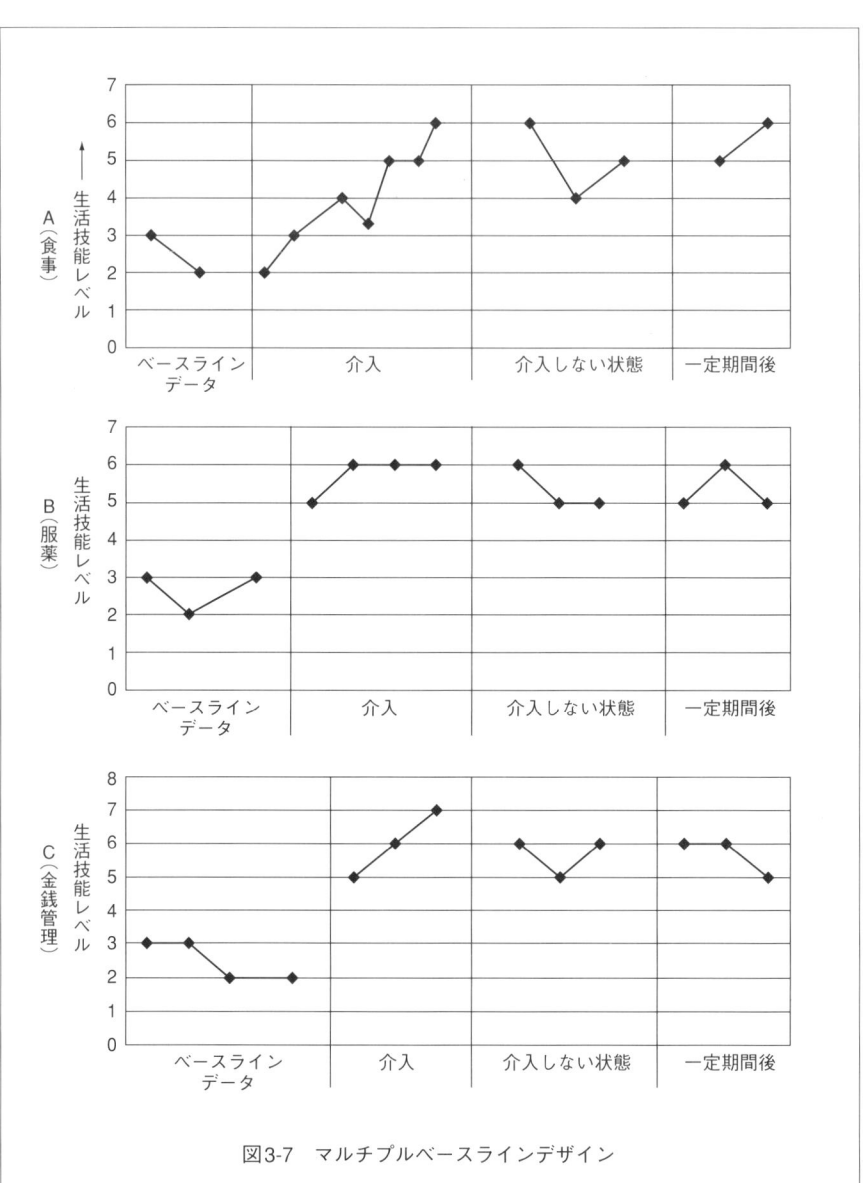

図3-7 マルチプルベースラインデザイン

◆引用・参考文献
1) Diers, D.（小島通代他訳）：看護研究－ケアの場で行うための方法論．日本看護協会出版会，東京，p.59-102, 1984.
2) 小林重雄，小林礼子：研究方法(1)－事例研究．看護技術 44(8)；891-896, 1998.
3) 南裕子編：看護における研究．日本看護協会出版会，東京，1995.
4) 森千鶴他：看護短期大学生の自己教育力に関する研究－学年別にみた自己教育力に関するアンケートの所見．看護研究学会誌 15(4)；24-35, 1992.
5) 森千鶴：臨床に役立つ看護研究14－事例研究．精神科看護 26(9)；60-63, 1999.
6) 森千鶴：臨床に役立つ看護研究15－実験研究のすすめ方．精神科看護 26(10)；59-63, 1999.
7) Polit, D., Hunglar,B.P.（近藤潤子監訳）：看護研究－原理と方法．医学書院，東京，p.127-129, 1994.
8) 佐藤みつ子他：自己教育力と家庭での学習状況との関連．山梨医科大学紀要 15；22-27, 1998.

（山梨医科大学医学部　　森　千鶴）

4章 テーマの抽出

I はじめに

　研究において，テーマの抽出は，研究を始め継続し終了する，すべての過程において，重要である。ところが，臨床で研究をするときには，「研究すること」は決まっているが，何をテーマにして研究に取り組むかがはっきりしていないといったことが，はじめて研究に取り組むときには起こりやすい。また，テーマがあったとしても，それは漠然としたものであり，始めから明確な研究テーマに基づき計画的に研究を進めていくということは少ない。むしろ，漠然とした問題意識や疑問から始まり，それを同僚と話し合ったり，関連する文献を読み進むなかで，次第に自分のなかの問題意識が明確になり，研究の焦点が明らかになることが多い。

　当初あげられる研究テーマは，研究が進展するにつれ，大きなテーマからより具体的なテーマへ変化することが多い。研究テーマが研究の過程で多少変わるのはよくあることである。ここでは，研究テーマの見つけ方と絞り込み方について，始めに述べ，後半で研究テーマのつけ方の特徴について述べる。

II 研究テーマの見つけ方

　臨床は，研究テーマを見つけるためにはいちばん適した場所といえる。時には，研究テーマが上司から与えられ，それに取り組むということもあるが，多くは自

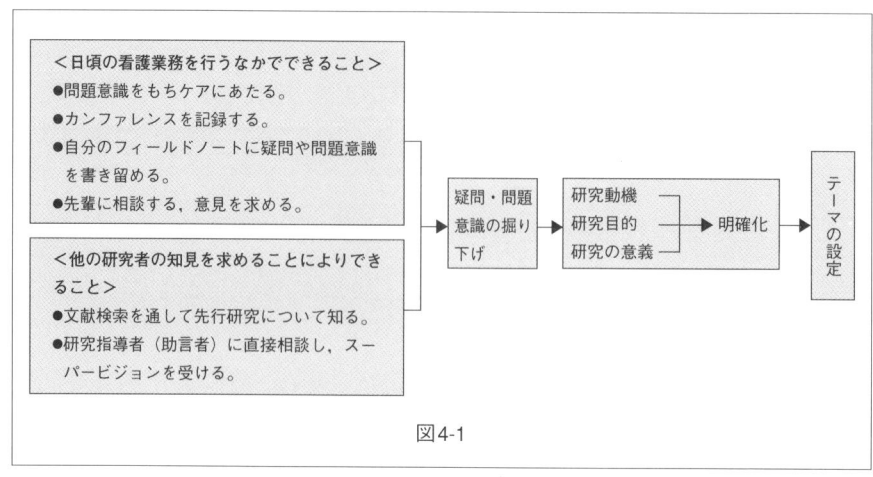

図4-1

分で見つけ出さなければならない。看護はいまだに明らかになっていないことも多く，日頃のケアにおける小さな疑問や経験には，研究する者にとっては「宝の山」といえるぐらい，多くの研究テーマが隠れている。疑問や経験の山から適切な研究テーマを見つけるには，どのようにしたらよいのだろうか（図4-1）。

1　日頃のケアのなかから見つける

　日々の看護にあたり，うまくケアを提供することができなかった，患者が看護婦の指示をきいてくれない，家族が患者の受け入れに協力的でないなど，さまざまな問題に出会う。なぜうまくケアを提供できなかったのだろう，なぜ患者は看護婦の指示を守ってくれないのだろう，なぜ家族は協力的でないのだろうかなど，看護婦のなかではさまざまな疑問が生じる。「それは○○だから，しかたないことだ」と片づけてしまうのではなく，その疑問から，「うまくケアできるときと，できないときでは，何がどう違うのだろうか」と次の疑問につなげ，違いを明らかにするという研究目的をもつことができる。

　日頃のケアにおいて疑問を大事にするということは，①問題意識をもちケアにあたる，②カンファレンスでの検討課題を書き留めておく，などの具体的行動を日常の看護において継続することが役立つ。すぐに取り組めることとしては，日頃のケアにおける気づきや発見，疑問をメモとして書き留めておく自分用のフィ

ールドノートを1冊つくり，気づいたときに書き留める習慣をつけることがあげられる。時間があるときにフィールドノートを読み返してみると，メモのなかから自分の研究テーマを見つけることができる。

2　同僚とのディスカッションを通して見つける

　日ごろ抱いている疑問や問題意識を自分でもっているだけでは，研究テーマとして深く掘り下げていくことは難しいことが多い。なぜなら，現場では日々刻々と変化が起き，看護婦はそうした現実に対処することを迫られているからだ。疑問や問題意識は，前述したように書き留めたり，同僚とよく話し合うことで掘り下げていくことができる。特に，看護研究にはじめて取り組む場合や臨床経験の浅い場合には，自分が疑問や問題意識をもったテーマについて，同僚や先輩看護婦に意見を求めたり相談することが役立つ。これにより，問題や疑問を感じているのは自分だけなのか，他のスタッフも感じているのか，研究の対象として値するものなのかどうか，などを吟味することができる。

　またグループで研究に取り組む場合にも，皆で疑問を出し合ったり問題意識を共有するための時間をとることは，大切な作業になってくる。問題への興味や関心，研究への取り組み方は，それぞれの経験や関心領域により異なる。それゆえ，現状についての問題意識（「何を疑問に感じ，何を問題と考えたのか」）を経験の異なるスタッフの間で共有し，研究の動機（「なぜ，この研究に取り組みたいのか」「それは看護にとってどのような意味をもつのか」），研究の目的（「研究によりどのような成果が得られることを目指しているのか」）を明確化することが，研究を推進するうえで重要になってくる。一見すると無駄なような時間であるが，この過程に十分時間をかけることにより，皆が「自分の研究」という意識をもち研究に取り組むことができる。

3　文献を読んで見つける

　これまで，臨床におけるフィールドノートの記載や同僚とのディスカッションによる問題意識や疑問点の明確化を通して，研究テーマを絞り込んでいく方法について述べた。さらに，自分の問題意識や疑問点を掘り下げ多角的に検討するには，同じような疑問や問題意識をもって取り組まれた研究が過去にあるかどうか

を検討することが必要になる。自分が関心のあるテーマについて，すでに誰かが研究を行っているかもしれない。また，何らかの研究成果も複数の研究者により報告されているかもしれない。

　時間がないからと文献の検索をすることなしに研究をスタートさせてしまったり，検索が不十分であると，先行研究の成果を踏まえることがないため，無駄な研究の繰り返しをしてしまうことになりかねない。また文献検索をしないと研究の前提が曖昧になるため，研究者自身も研究の焦点がわからなくなってしまうといったことにもなりかねない。また，どんなに良い研究報告であっても，文献検索をしていなければ，その研究成果は点にとどまり，より効果のある看護実践に貢献することは難しい。

　他の研究者による研究ではどこまでが明らかにされていて，どこからが解明されていないのか，研究方法としてはどのような手法が用いられているのか，より適切な方法はどれかなども，文献の検索を通して知ることができる。特に，研究テーマの絞り込みの段階では，自分が興味のある分野の雑誌や本を読んでみることが役立つ。

4　第三者の助言を受けて見つける

　最近は，看護研究を病院でバックアップするために，教育研究機関の看護研究の専門家が研究の指導や助言者になることは珍しくない。研究テーマを絞り込む段階で，このような研究の専門家によるスーパービジョンを受けることは役に立つ。院外の第三者でなくとも，教育婦長やクリニカルナーススペシャリストなど，病棟に属さない，もしくは病棟の異なった相談できる第三者をつくっておくことも役立つ。

　多くの場合，第三者とのディスカッションや第三者からの指摘を通して，研究目的が明らかになり，そのための対象，研究方法の選択，結果の分析なども次第に明確にすることができる。特に研究テーマに関連する最新情報は，研究の専門家から得ることができる。

　以上，研究テーマの見つけ方，絞り込み方について述べた。次に，研究テーマのつけ方について述べたい。

Ⅲ　研究テーマのつけ方

　研究テーマは論文のタイトルになるものである。ふつう研究テーマには，その研究で扱う主要な概念や用語（いわゆるキーワードとなるもの）が含まれている。テーマをみれば論文の全容が理解できるというものでなければならない。研究テーマと本文の内容が一致していなかったり，研究本文でテーマに関連のない内容にまで焦点があたっているということのないように気をつけなければならない。テーマは，研究の内容を的確にまとめて表現したものであることが求められ，できれば20字以内が望ましい。それ以上の字数が必要な場合には，サブテーマをつけるとよい。

　研究テーマにどのような内容を含めるかは，研究者にまかされている。テーマは，次の3つに大きく分けることができる。
　①　研究目的や研究動機といった研究のねらいを表現したもの
　②　研究方法を表現したもの
　③　研究内容のエッセンスを表現したもの
以下，各々の研究テーマの具体的なつけ方について述べる。

1　研究目的を表現したテーマ

　例えば，患者の慢性的な便秘の問題に予防的に介入することにより改善したいと考えた看護婦が，患者の便秘の実態をまず明らかにするための調査に取り組んだとする。このとき研究目的をテーマに表現してみると，「便秘予防の看護のための基礎的研究」と表すことができる。このテーマには「入院患者の便秘の実態調査を通して」といった研究方法をサブテーマに付け加えると，研究の概要がさらにわかりやすくなる。

2　研究方法を表現したテーマ

　次に研究方法をテーマに表現すると，どうのようになるだろうか。先の便秘の看護でみてみると，研究方法として入院患者の便秘の実態を調査するという方法を選んでいる。具体的には毎日の排便の状況，下剤などの薬物による排泄の調整

状況，食事の摂取量，運動量など，排泄に影響を与えるであろうと思われる要因について調査するというものである。この場合，研究テーマは「入院患者の便秘の実態調査」となり，もしサブテーマをつけるとしたら「便秘予防の看護を目指して」をつけることができる。1とは逆である。このようなテーマを設定すると，この調査研究で明らかになった実態をベースラインとして，看護介入を実際に試みて，その効果を測定する，といった次の段階の研究課題につなげることができる。

3 研究内容を表現したテーマ

次に，研究内容のエッセンスを要約してテーマに表現すると，どのようなテーマのつけ方になるだろうか。例えば，慢性の長期入院精神病患者の退院を促進したいと考えた看護者が，そのための看護介入の特徴を明らかにするという研究目的をもとに，過去5年間の条件に合う症例報告を対象に文献研究をし，看護介入の特徴を明らかにしたとする。このときの研究テーマとしては，「症例報告にみる退院促進のための看護の特質－長期入院精神病患者を対象に－」あるいは「長期入院精神病患者の退院促進のための看護の特質－症例報告の分析を通して－」とつけることができる。これは，研究の内容のエッセンスを示したものである。

このように研究テーマは，どこに焦点をあてるかにより，表現のポイントを変えることができる。しかし，いずれにしろ始めに述べたように，研究テーマをみればその研究の全貌が理解できる，というのが適切な研究テーマである。テーマが明確に表現できるということは，研究に取り組もうとする者自身が研究をきちんと理解していることを示すことにほかならない。

IV　臨床で研究テーマを設定するときの留意点

研究テーマは，研究初期の段階では仮のテーマであってもよい。後で見直し，修正すればいいからだ。例えば，高齢者の抑制の問題をテーマに研究をしたいと考えたときに，当初は「高齢者の抑制の問題について」という漠然とした研究テーマがあがってくるかもしれない。その後，自分たちは何を目指してこの研究を

しようとしているのかを検討することになる。その結果,「他の施設では高齢者の抑制を全廃する動きがあるのに,自分たちの病棟ではそうした動きが起きていない。何とか看護婦の意識を変革していく必要があるのではないか」と考えたとする。そのときの研究テーマは,「高齢者の抑制全廃に関する看護者の意識改革を目指して」となるかもしれない。ところが,スタッフ間でよく話し合ってみると,スタッフは皆,抑制を廃止したいという意識をもっているが,現実的に困難とスタッフが判断する状況があることが明らかになってきた。その結果,研究テーマは「高齢者の抑制解除を看護婦が困難と判断する要因について」とテーマが変更されることになった。このように,実際に研究を進めていくとテーマが変わることはよくあり,大きなテーマが絞られて具体的になっていくということもある。

しかし,テーマそのものが最後まで明確にならないというのは,問題である。そのまま研究を進めてしまうと,最終的に自分が何を明らかにしようとしていたのか,そのためにどのような研究方法を選択すればよいのかも漠然とし,結果的に何もわからないといった事態にもなりかねない。

臨床では,テーマを決めたり研究の目的を明確化する作業がうまく進まない状況が起こり得る。それは日々のケアのなかで現象が刻々と変化し,看護婦はそれらの対処に追われ,研究テーマを設定してある時期を限定して情報収集をするといったアプローチがとりにくいためである。また,研究当初考えていたのとは予想もつかなかった現象に出くわしたときに,研究そのものより変化している現実のほうに心が奪われてしまい,研究テーマを変更したくなるといったことも起こり得る。また,研究がうまく進まない場合には,目の前の現象に合わせて,全く別の研究テーマに変更してしまいたいという誘惑にかられやすくなったりもする。このような迷いが,臨床でケアをしながら研究に取り組むという過程では起こりやすい。

このため,自分が研究で何を明らかにしたいのか,研究目的を明確にすることが重要になってくる。研究テーマが研究動機や目的と合致しているかをよく読み返し,仲間とともに検討することが基本である。

V おわりに

　テーマの絞り込みは簡単なようで意外と難しい。しかし，テーマが明確に記述できると，研究の道筋は自ずとみえてくるものである。臨床で研究の取り組みを成功させるには，研究仲間をつくり，仲間同士のディスカッションを通して研究動機や目的を明確にすることができるとよいだろう。定期的なディスカッションの場が確保されると，そうしたことも比較的取り組みやすくなる。

◆引用・参考文献
1) 玄田公子：テーマの見つけ方．早川和生編：看護研究の進め方・論文の書き方．JJNブックス，医学書院，東京，p.13-16, 1991.
2) 小林礼以子，小林重雄：研究を始めるにあたって必要なこと．看護技術44(3)；86-88, 1998.
3) 森千鶴：研究テーマの設定．精神科看護25(5)；60-63, 1998.

（静岡県立大学看護学部　　鈴木　啓子）

5章 研究計画書の作成

I はじめに

4章で述べられているテーマの抽出はうまくいっただろうか。研究として取り組もうと思い立った動機や，その課題などは明確になったであろうか。その課題に関連した文献などは集められたであろうか。このような作業が進められたところで，これまでの作業を整理する意味からも，また研究の全体の見通しを立てるために，研究計画書をつくる必要があろう。この章では，その研究計画書の作成について述べる。

II 研究計画書の必要性

これまでの臨床の看護婦の学会発表へ向けての研究的な取り組みを見聞すると，研究計画書を書いて進めたということは多くはなかったように見受けられた。臨床からの研究では，その多くが実践を振り返って看護記録などからデータを抽出したり，看護実践の意味を解き明かしたり，その効果を評価したりという発表が多いように思われた。従来，これら看護の実践を研究的にまとめて（整理して）発表するということの多くが，研究の水準までは届かずに，実践報告で終わっていると指摘されるのであるが，その理由として，研究計画を立てずに進めたことがその要因の1つとしてあげられている。実際のところ，研究計画書というものが公表されることはあまりないことから，多くの臨床の方々にとっては発表論文

は目に触れることがあっても，研究計画書というものを目にすることが少なかったからだとも思われる。研究計画書は研究助成金を受ける場合には欠かせないものであるが，これからの臨床における研究への取り組みについても，個別的な看護実践の成果を公表し，より多くの臨床の看護者の理解を深め，それを共有化していくためには，一貫してその論理的思考が必要とされることから，研究計画書の作成は欠かせないものとなろう。なぜなら，看護の経験を構造化するには論理的な思考は欠かせないものであり，その論理的なプロセス・手順を踏まえていくという意味でも，看護実践を研究的にまとめるときには研究計画書を作成することが不可欠となってくるからである。

研究計画書は，研究のある程度のプランを立て方向性を明確にし，また途中で修正をしていく際にも，自分の研究の取り組みがどのようなプロセスをたどっているのかを明確にすることができ，研究の道しるべとして足元を照らし出してくれるものである。特に事例研究を手がけることが多い臨床の看護者にとって，研究が進むにつれ次々に新しい発見があると，当初の研究テーマからはみ出して，ついそれに目を奪われたりするようなことが多いので，研究計画書がことさら重要となってくる。

III 研究計画書の意義

森は「研究計画は研究目的を決定し，その研究目的の領域についてこれまでに行われてきた研究を把握したうえで，今回明らかにしたい仮説を検証するための研究の対象や場を選択し，測定方法とそれに適した測定道具を決定し，データ収集の方法と分析を計画することである」[8]と述べている。研究計画書は，いうなれば，研究計画を書式にしたがって記述されたものであるといえる。

研究計画書を作成する意味は，それを読む人が，研究者が何を，何の目的で，どのような方法で研究しようとしているのかが理解できるという点にある。研究者自身にとっては，頭のなかで考えていたときには気づかなかった事柄や余分なところに気づき，またこの研究が実際に予算や時間，協力してくれる人材などの面からも実現可能かどうかの見通しや，さらに研究の限界がどこにあるのかを予想したり認識できるところにある。また共同研究などの場合には，研究者間での

共通認識を得ることができ，役割分担などもスムーズに行うことができる。

Ⅳ 研究計画書の作成

　研究計画書は大きく，導入部分（研究のねらい，動機や背景，目的などが記述されている）と研究方法（研究方法・研究デザインの選択，スケジュールなどが記述されている）の2つの部分からなる。その他にも，必要経費，倫理的検討や，研究の意義などを書く場合がある。研究助成金に応募する場合は，指定の様式（表5-4など）があるので，それにしたがって書けばよいが，一般的にはその書式は定まったものではなく，本書の研究計画書のモデルでは，①研究のねらい，②研究テーマ，③研究方法，④研究スケジュール，⑤文献検索，などから構成されている。研究計画書は一度作成すればそれでよしというものではなく，研究の考え方や進め方が明確になるまで何度でも修正を必要とするものであるが，研究の目的やテーマを修正するというのではなく，テーマ・目的・方法などをより明確にし実現可能なものに仕上げていく意味で，初期計画を修正していくものである。

1　研究のねらい

　臨床で取り組まれる研究においては，さまざまな問題を改善，解決したいという研究者の問題意識があり，またよりよい看護を目指すために効果的な方法はないだろうかという知的探求への欲求がある。これらの問題意識や知的な欲求こそが，研究を推進していくエンジンともいえるものである。問題意識や知りたいという欲求がなければ，研究は成就しないものである。

　研究計画書では，研究を始めるにあたっての導入部分で研究のねらいが語られるのであるが，この研究では何を発見したり検証したりしようとしているのかについて，明確にされていなければならない。また研究者がなぜこのような研究を行おうとしたのか，その動機や背景も明らかにされなければならない。「研究のねらい」では，これらのことについて述べることになる。「研究の動機」では，研究者がなぜそのような研究を行おうと思い立ったのか，何が問題であり，なぜそれが問題なのかを明らかにする。そしてその問題が明らかになるとどのような

成果が期待できるのかを明確にする必要がある。これが「研究の目的」となる。研究の動機や研究の目的は密接に関連しているので，区別して書かずに研究のねらいとして統合した形で書く場合が多い。

> **研究事例A)** 〈研究のねらい〉
> 訪問看護において，本事例では，父親への依存傾向が強く，母親との人間関係が不安定であり，対人関係がスムーズにいかない。依存的・衝動的・強迫的な性格特徴をもっている。また本人の働きたいという欲求と，生活面では家事など父親にべったりという状態で，本人の思いと現実にギャップを感じている看護者は，自分が関わりすぎると依存性を増すのではないか，という疑問をもっており，どのような関わり方が依存性を強化し，どのような関わりが自立性を高めていくのかを明らかにしたい。

2 研究テーマ

研究テーマや課題は，それ自体で何をどのように研究するのかがわかるように簡潔に書くことが求められている。テーマは研究の目的を表現したもの，研究方法を表現したもの，研究の内容を表現したものがある。研究テーマの絞り込み（抽出に仕方）については，4章の図4-1を参照されたい。

研究を始めるにあたって，研究テーマの絞り込みは，表5-1の手順に沿っても行うことができる。上記の研究事例Aの場合についてみてみる。

3 研究方法

研究方法の記述内容として，研究デザインの選択，研究対象，研究期間，データの収集方法，データの分析方法などが記述される。研究方法の具体的な説明については，6章を参照されたい。研究計画書に記載する前に，まずその説明を理解しておく必要がある。

研究デザインとは，研究方法の枠組みのことをいう。デザイン（design）とは設計（図）とか計画という意味であり，研究デザインは研究計画と置き換えられる。研究デザインは，研究目的や研究の背景などによって適切に選択される必要がある。なぜなら，どのような研究デザインを選択するかによって，研究の対象

表5-1　研究テーマの絞り込み用紙[3]

① 研究を始めるにあたって，今どのようなことを考えているか．
- 家族関係が良くない（特に母親との関係）。患者の訪問看護での看護者の役割について考えている。
- 対人関係が不安定で，父親への依存的傾向が強く，ちょっとしたことで感情的に不安定になる。
- 依存的な傾向もあるので，今は距離をおいた関わりをしているが，本人の気持ちを支えながら生活意欲をもたせることを意図して訪問している。
- どのような関わり方をすれば自立的な生活が送れるのだろうかと考えている。

② そのことに関連して「知っている事実」をすべて記述してみる．
- 母親は本人を十分に理解したり受容したりできない。
- そのために本人は見捨てられているという不安感が強い。
- 生活能力はあり，家事は一人でもできる。
- 生活保護を受けていることで肩身の狭い思いをしている。
- 一人前に認めてもらいたいので働きたいと思っている。
- 看護婦は家族以外の人としても安心して関われる存在でありたいと思っている。

③ 上記のことにどのような疑問や問題を感じているのか記述してみる．
- 関わりすぎると依存傾向が強くなった。どのような距離のとり方が適切か。
- 過敏で懐疑的で対人関係が不安定で衝動的な性格特徴をもっている。
- 本人の希望と現実とのギャップをどう埋めていくのかが問題。
- 父親に頼らずに一人で暮らせるようになるための治療プログラムはどのようなものか。
- 診断名は人格障害とついているが，訪問看護時の対処をどうするのかが課題となっている。
- 本人を支えながら本人の意欲を出せるような関わり方を見つけたい。
- 看護援助：衝動性のコントロールの支援が必要か。依存から自立への支援はどのような関わり方か。

④ 上記の疑問や問題を先輩に聞いてみたり，文献などで調べてみても，答えが得られなかった事柄は何か．
（以上の手順で最後まで残った疑問や問題があるとしたら，これらが研究的に明らかにしていく課題やテーマとなっていく）
　上記の事例Aの研究テーマ（課題）は「依存傾向の強い患者の生活を支えながら，生活への意欲をもたせるための看護の関わり方―依存から自立へ，生活支援に関する効果的な看護介入の検討―」と表現された。

⑤ この研究テーマから浮かんでくるキーワードは何か（このキーワードを手がかりに文献検索が行われる）
　依存，依存的行動，自立，生活支援，訪問看護

（数間恵子他：看護研究のすすめ方・よみ方・つかい方．日本看護協会出版会，1991を参考に事例を作成）

表5-2 問い・研究計画・答え[1)]

探求の レベル	問いの種類	研究計画	答えの種類	研究計画に対する 他の名
1	これは何であるか？	因子を探索する	因子を分離する （命名する）	探索的 成文化的 記述的 状況整理的
2	何が起こっているのか？	関係を探索する	因子を関係づける （状況を描写する・状況を記述する）	探索的 記述的
3	もし…すれば，何が起こるだろうか？	関連を検証する	状況を関係づける （予測的）	相関的 調査計画 非実験的 経過実験
		因果仮説を検証する		実験的 説明的 予測的
4	…を起こすには，私はどうするか？	規定を検証する	状況を産生する （規定）	

（参考文献1）のp.91より引用）

やデータの収集方法・分析方法などが決まってくるからである。研究の目的が達成できなかった場合に，その研究デザインの選択が適切であったかどうかが問われてくることもある。表5-2は研究課題のレベルに応じた研究デザインを分類したものであるが，その他にも，扱うデータが量的なデータであるか，質的なデータであるかによって研究方法を分類しているものもある。

　これまでの研究は一般的に量的な研究が多かったが，最近は患者の主観的な体験世界を明らかにしようとする試みや，看護者の判断などに関する研究などが増えてきた。その結果，質的な研究手法の開発も相次ぎ（グランデッドセオリーや現象学的アプローチなど），これら質的なデータの分析方法も飛躍的に発達している。研究の目的やデータの性質に応じて量的研究か質的研究かが選択されているのであるが，看護の現象をあるがままにとらえるための看護科学の研究手法は今後ますます深められ発展を遂げていくものと思われる。

4 スケジュール

　研究の全貌がみえてきた時点で，研究スケジュールの全体的な見通しを立てておくことが必要となってくる。研究者の力量や，研究期間（データの収集期間）や分析の時期，そして学会発表論文の作成時期などを明確にする必要がある。研究助成金の申請の場合では，報告書の提出時期が明記されているので，それに間に合わせるようなスケジュールが立てられるが，一般的には学会などの発表時期や締め切りなどに照準を合わせた研究スケジュールが立てられる。あるいはデータの収集時期などが対象の特性などから変更されるような場合もあり，必ずしもスケジュールどおりにいかなくて，修正を余儀なくされる場合もあることを念頭においておく必要がある。

　研究の全過程から研究計画書の作成の位置づけは，図5-1のようになっている。

5 これまでわかっていること（文献検索，過去の研究結果）

　研究を始めるにあたって，自分の課題やテーマが研究に値するものであるのかどうかが気になるものである。先の研究テーマの絞り込みのときに行ったように，

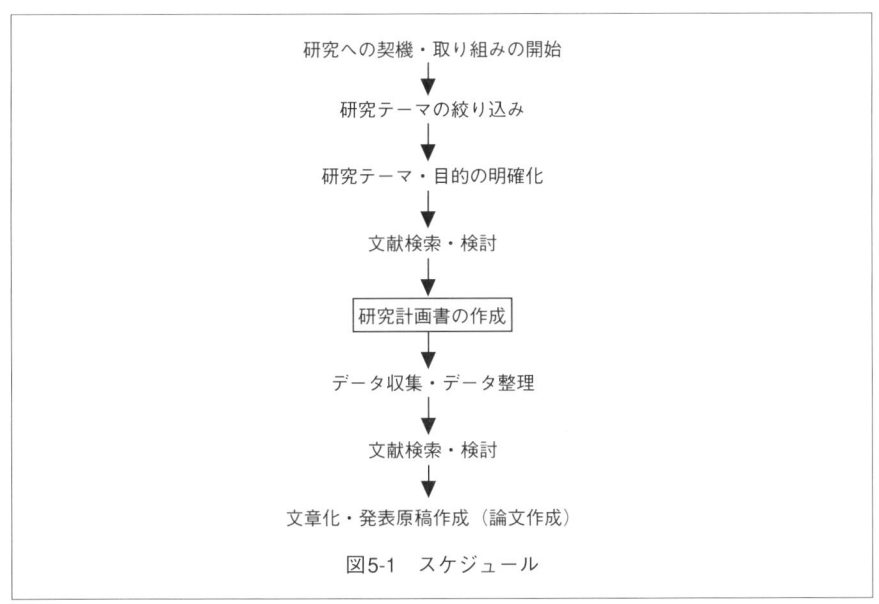

図5-1　スケジュール

多くの看護者は臨床現場で生じているさまざまな疑問について，先輩に聞いたり，本を読んだりして調べてみるのであるが，大方は先輩から提供される情報や文献などから得た知識を通して解決されるものである．しかし，これらのことを経てもなお疑問や課題の答えが見つからない場合に，研究的な取り組みによって明らかにされていくものである．つまり，自分たちのこれから行おうとしている研究テーマに関連して，これまでにわかっている事柄はどういうものであり，わかっていないのはどのような事柄であるのか，ということが明確にされる必要がある．なぜなら，自分たちの知っている範囲の知識や情報だけで問題を解決しようとする場合（研究をまとめようとする場合）には，そこで得られたものは最初から限界を生じてしまうことになりかねないからだ．せっかく仕上げた研究論文と全く同じようなものがすでに頻回に学会などで発表されていたというのでは，せっかくの苦労も露と化してしまうものである．

　これらのことからも，過去の先人たちの実践（先行研究）に学ぶという姿勢は欠かせないものであるばかりでなく，文献検索は自分たちの研究の価値を広い視野から位置づけることができ，また考察を行うときにも大きな役割を果たすものである．このように文献検索は，研究を始める際にも，そして考察を行うときにも，論文としてまとめていく際にも，ずっと引き続き行っていくことが必要となってくる．

◆引用・参考文献
1) Diers, D.（小島通代他訳）：看護研究－ケアの場で行うための方法論．日本看護協会出版会，東京，1984．
2) 井上幸子他編：看護における研究．看護学大系10．日本看護協会出版会，東京，1991．
3) 数間恵子他：看護研究のすすめ方・よみ方・つかい方．日本看護協会出版会，東京，1991．
4) 小林礼以子，小林重雄：研究を始めるにあたって必要なこと．看護技術 44 (3)；319-321, 1998．
5) 小林礼以子，小林重雄：文献検索とその活用．看護技術 44 (5)；543-545, 1998．
6) 小林礼以子，小林重雄：研究デザインの検討．看護技術 44 (7)；769-770, 1998．
7) 黒田裕子：黒田裕子の看護研究 step by step，学習研究社，東京，1997．
8) 森千鶴：研究計画書の作成．精神科看護 25 (6)；62-65, 1998．
9) 森千鶴：文献検索．精神科看護 25 (7)；57-60, 1998．

（静岡県立大学看護学部　　金城　祥教）

表5-3 研究計画書の例[7]

【研究テーマ】 成人筋ジストロフィー患者の主観的QOLに関する研究	【研究方法】 質問紙を用いた構成面接を行う。 準実験的研究 **研究対象および期間** A病棟：成人筋ジストロフィー患者約20名 期間：4〜10月 **データの収集方法** ① 3名の研究チームによりTEGテストを同意を得られた患者へ実施する。 ② 主観的QOL尺度と患者のニード調査を行う。 ③ 主観的QOLへの働きかけとその記録を研究ノートに記載する。 ④ データ分析はTEGテストと記述されたノートからの内容分析を行う。
【研究の動機と目的】 主観的QOLの向上が、その人らしく生きるための原動力となる。	
【研究の背景】 症状の進行に伴い、意欲の低下がみられる。入院療養生活では、病棟の生活管理や生活の自由度には制約があるので、生活の質（QOL）を向上させることが大きな課題となっている。	【研究経費】 TEG資料費 文献代 コピー費用 文具類費用 研究指導料
【研究の意義】 ターミナル期へと移行していく慢性進行疾患患者の主観的QOLの向上を目指すことは、患者のその人となりの生を支える、看護本来の機能を果たしていることになる。その看護機能の検証にも役立つ。	【研究のタイムスケジュール】 4月　TEG実施、主観的QOL尺度 5月　関わりA 6月　関わりB 10月　TEG実施、主観的QOL尺度
【倫理的な配慮】 実践研究を通して、看護婦が患者の主観的なQOLを操作するのではなく、患者本来の思いが育まれるように考慮する。心理テストに際しては、これを拒否しても治療や看護に何ら不利益を被らないことを伝える。また研究に賛同を得た人に実施する。賛同した患者を共同研究者と位置づける。	【予測される研究の限界】 TEGの結果および測定方法の信頼性の問題 主観的QOL尺度の妥当性などの課題は残されている。

＊初期の段階での計画書では、測定用具の妥当性の検討が不十分であり、倫理的な配慮の面でもさらに厳密なものに仕上げていく必要があろう。
（参考文献7）より事例作成〈初期計画の段階〉）

表5-4　研究計画書（研究助成申請のための研究計画書の一例）

平成　　年　　月　　日

研究課題					
研究組織	研究分担者	氏　　名	所属施設・役職（現在の専門）		役　　割
合計			名		
研究経費の概要		項目	使用内容	金額	合計

研究目的（研究助成を受け，何をどこまで明らかにし研究しようとしているのか記入してください）
研究計画・方法（研究目標を達成するための研究計画と方法を具体的に記入してください）
研究業績（研究代表者および共同研究者のこれまでの研究業績の一覧を記載してください）

研究代表者・分担者氏名	発表論文名・著者名・発表年・学会誌名・巻号	筆頭者名
その他（助成の申請にあたり本研究の特色や独創性をアピール，自由に記載してください）		

（「(社)日本精神科看護技術協会・研究費助成交付規定」から）

表5-5 本書の研究計画書の一例（初期計画の段階）

【研究のねらい】	てんかん患者が外科的手術により発作から開放された後は，就労したり，普通の社会人としての生活を送ってほしいと願っている。しかし，ある一群の人たちは術後の経過は良いが，就労していない。なぜ就労が困難なのかを明らかにし，看護の立場からどのような援助が必要なのかを明らかにしたい。
【研究テーマ】	てんかんの外科的治療により発作が抑制された後も，就労の困難な要因の明確化に関する研究―看護援助の課題を明らかにする。
【研究方法】	研究デザイン：因子探索的研究 対象：16歳以上の患者。20XX年X月〜20XX年X月に側頭葉切除術を受けた人230人 研究期間：20XX年X月〜20XX年X月 データ収集方法： 1. 医師からの治療成績の情報を整理する 2. カルテからの情報　①初発年齢　②術前2年と術後2年の就労状況　③知能検査結果　④精神症状を含む情緒的情報 データ分析方法： 1. 就労している群と就労していない群において比較検討する。Fisher検定を行い手術したことによる発作の抑制と就労との関連を考察する。
【研究スケジュール】	20XX年X月〜X月　　カルテからの情報収集 　　　　X月〜X月　　データの整理 　　　　X月〜X月　　データの分析 　　　　X月〜X月　　文章作成・発表準備
【これまでわかっていること】	15年前の調査結果：N＝74　年齢：最小9歳　最大40歳 10年前の調査結果：N＝315　年齢：最小0.9歳　最大55歳　側頭葉手術例：118

＊この研究計画書の段階では，「社会復帰とは就労できること」としてとらえているが，しかし社会復帰とは必ずしも就労だけを意味しないという論考が出てきているので，概念の厳密な定義が必要であろう。また就労に関する対象者の意欲や希望など心理的な側面のデータが今回は抜けていることなどが課題として残されている。

6章 研究方法

 本章では，看護研究で主によく使われる研究方法について概説する。ここでは，入門としてそれらの方法を理解するための知識や研究の方法などについて述べる。さらに，詳しい各手法についての詳説・手引きは他書を参考にしていただきたい。

 研究方法の分類に関してはさまざまな意見があるが，大きく質的研究と量的研究に分けることができる。そのほか，科学的なプロセスにしたがった帰納的研究と演繹的研究に分類する方法もあろう。さらに，問題発見型研究と問題解決型研究，実態調査型研究と仮説検証型研究，事例研究と統計的研究などの分類方法もあるが[7]，系統的な分類には至っていない。近年，看護研究では量的研究方法と並んで質的研究方法が盛んに用いられるようになってきた。McCafferey, P. (表6-1)[4]は，質的研究と量的研究の比較から臨床看護には質的研究の方法が有用性に優れている面が多いが，方法的には客観性や信頼性において困難な課題が多いことを述べている。しかし，ベナー（Benner, P.）やパーシィー（Parse, R. R.），レイニンガー（Leininger, M.）など質的研究から優れた理論まで導き出している成果の報告もあるように，今後臨床研究においてますます用いられることが予想される。要は，目的に合致した適切な方法を選んで研究することである。そのためには，各方法の特徴や手法について熟知したものであることが必要であり，方法を間違えると目的を達することができない。

 最近安価にコンピューターを利用できる環境が整い，量的データを扱うことにコンピューター利用が大活躍している状況には特に目を見張るものがあり，データを入力しさえすれば，記述的な集計に加えて，手順を命令すれば解析まで瞬時

表6-1 量的研究と質的研究の比較

	量的研究	質的研究
哲学的基礎	実証主義的	現象学的
疑問	前もって考えられる	疑問はあるが,ほとんどは前もって考えられない
問題の表現	仮説的：2つの変数によって検証される	広い範囲を探求するような問題
目的	仮説の検証	仮説の生成
アプローチ	演繹的	帰納的
研究者	客観的：研究対象の外側にいる	主観的（研究対象の内側へ位置しようとする）
焦点	少数の特定な概念に焦点を当てる	特定の概念ではなく,現象全体を理解しようとする
研究用具	決められた用具や一般的な用具	一般的な決められた用具にはよらない
統制	研究者は研究の状況を統制する	研究者は研究の状況の中に入り状況を捉えようとする
データ	数字や順序,比率	感じたこと,考えたこと,価値,信念,意図したこと
データ収集	測定,算定	観察,検討,言語化された内容
サンプル	大きく,人口を代表する数	小さく,状況や出来事を代表する
分析	統計的手法	構造的情報の分析（統計的手法によらない）
一般化	サンプルの母集団へ可能	状況を特定し,心理社会的状況を描き出す

(P. McCaffrey, 1994, 藤本幸三訳)

に出力してくれるようになった。しかし,量的な研究といえども,概念枠組みや変数の定義,変数同士の関連性,因子の抽出などしっかりとしたデザインが必要であることはいうまでもない。集計や検定をすると看護研究をしたような錯覚に陥ってはいないだろうか。目的と方法を見据えて十分に検討した後,最適な手順や道具を選択すべきである。

I 調査研究

　調査研究の方法は,看護研究では多く用いられる方法である。看護研究をしたことがある臨床の看護婦なら,一度ぐらいはいわゆる「アンケート調査」なるものをした経験があるかもしれない。しかし,そのときに,概念規定（概念枠組み

の提示）や，それらに基づいた質問項目の設定，尺度間の関係性の検証などが行われたかどうかは大変疑問である。患者に代表されるように臨床で刻々と変わる再現できない状況を研究対象とする場合は，実験的な研究はほとんど不可能といってよい。調査研究は，手順を踏めば，看護臨床についての多くの面を明らかにできる研究方法である。

1 調査研究の目的

　調査研究の目的は，仮説の検証である。仮説は，観察などの帰納的な研究から導き出されたものでもよいし，先行研究から導き出されたものでもよい。さらに多くの検証がすんでいる理論から導き出されたものでも，もちろん結構である。また，何らかの実態調査から仮説が導き出されている場合もある（「仮説とは何か」については他章を参照）。いずれにしても，概念の枠組みや理論的な背景をもたない調査研究は，調査するべき内容や項目をもたない調査ということになり，調査研究とはいえない。もしも，まだ研究対象の構造や要素，因子などが不明確であるような段階で，何かはっきりさせたいというようなねらいで「調査」をするなら，先に実態調査をすべきである。研究の位置づけではなく調査をしてみて，その結果を報告するということになり，まとめられたものは調査報告といわれる。また，研究の対象としたい事象や出来事などをはっきりさせたいというような目的をもって研究として取り組むなら，仮説生成を目的とした質的な研究として取り組むべきである。

　河口[2)]は，実証的研究としての調査研究についての困難性を表6-2のように指摘し，調査研究が実態調査などと厳密に異なることを強調している。

　これらは，調査研究の研究方法としての重要点を指摘しており，方法としての調査研究について習熟するための項目の目安ともなる。

表6-2　調査研究の困難性[2)]

①　調査の基本的な知識の欠如
②　検証研究としての調査研究法の知識欠如
③　技術的問題

2 研究方法としての調査

調査研究での一般的なデータ収集の方法は，質問紙法と面接法である。

1) データの収集方法：質問紙法

質問紙法は，研究者が質問したい内容をあらかじめ紙面に記述しておき，調査対象者が自分で読み，回答を自分で記入する方法である。自分で記入するため，一般的に「"自記式"質問紙法」と呼ばれる。集団的に質問者が質問を読み上げ，回答を自分で記入する場合は「集団（集合）的質問紙法」などといわれる。これらは，大勢に直接一度に調査者が実際に行うことができる利点があるが，その場の雰囲気や所属集団の社会的な関係性などに影響を受ける欠点がある。

質問紙法は，配布回収方法によって配布直後に回答をしてもらうものや，配布後一定期間後に回収する（留置調査法）2通りある。前者は，その場の素直な回答を得られる利点がある反面，回答者が十分考えたり，精神的に安定するまでの時間が十分とれないなどの欠点があり，比較的短時間で，簡便に回答できる方法にならざるを得ない。後者の方法は，比較的大量の調査に適しており，回答者は自分の自由な時間に回答することができ，条件によっては十分考えてから回答することができるなどの利点がある。反面，虚偽や誤回答，いいかげんな回答，身代わり回答などの可能性が高くなる。また，この方法によれば，郵送により大量に調査することができるが，回答については回答者の自由裁量となり，回収率が低くなることが十分予想される。

回答の形式（表6-3）は，自由に質問に回答してもらう自由記載（自由回答）法，また選択回答法として二者選択，多肢から1つを選択する方法，複数選択を許す方法などがあり，選択回答法のほうが回答としては簡便である。さらに，序列回答法は，順位法や評定法があり，リッカート尺度法やSD（semantic differential）法（図6-1）などが一般的である。

表6-3　回答形式による分類

①自由記載法：自由に回答を記載する。
②選択回答法：二者択一，複数から択一，複数から複数選択
③序列回答法：リッカート尺度法，SD法

> リッカート尺度法：ある特定の対象に対してどのような態度であるかを5（または7）段階で回答を得，点数化する方法。点数化できるか，数学的な比率尺度ではないため参考程度の数値結果となる。
>
> （例）全く賛成 ― 少し賛成 ― どちらでもない ― 少し反対 ― 全く反対
> 　　　1················2················3················4················5
>
> **SD法**：人間のもつイメージや感情を対になる形容詞などで表現し，5（または7）段階の評定尺度で点数化し測定しようとする方法。言葉の意味が人によって違うなどの問題が生じる。
>
> （例）
> ```
>        非  か  ど  か  非
>        常  な  ち  な  常
>        に  り  ら  り  に
>                い
>                で
> 強い ＋ー＋ー＋ー＋ー＋ 弱い
> ```

図6-1　リッカート尺度法とSD法

2）質問紙作成の手順と留意点

　初心者が質問紙による調査をする場合は，これまでにさまざまな検証を受け，調査したい項目や内容に測定の信頼性がある程度認められているものを使うことを勧める。研究の計画時に，一般的な質問紙（テストを含む）があるかどうか，先行の研究で使われ参考になるものがないかどうかを十分調べ，検討する必要がある。

　全く参考になるものがない場合は，研究者が独自のものを作成しなければならない。この場合の手順は，表6-4のようになる。

　一度つくられた質問紙は，プレテストなどをして，回答のしやすさも含め信頼性や妥当性が検討された後に，本調査に使用される。厳密な手続きを必要としな

表6-4　質問紙作成手順

①概念枠組み（理論）をどのように提示できるか検討
②概念枠組み（理論）に基づいた仮説の設定
③仮説を検証できる変数（独立変数，従属変数）の設定
④変数の測定方法（回答方法）の検討
⑤測定方法に基づいた質問内容，質問方法，項目数などを検討する
⑥全体のデザイン（フェイスシート部分，調査対象質問部分）
⑦質問順序やお願い文，説明文の作成，印刷

表6-5 質問紙作成の留意点

①日本語が正確に表現されており、あいまいな内容が含まれていない。
②対象にふさわしい体裁（文字の大きさ、一文の長さ、1頁のなかの質問数、プライバシーに配慮した表紙がついている、など）や回答形式をとっている。
③質問の順序（事実から意識や態度へ、影響が出る質問は後へ、など）
④感情的な配慮（否定的な内容の羅列や、回答者を否定するような内容の回避、など）
⑤全体の質問数の適切さ（回答場所、時間、質問内容、など）を考慮する。
⑥回答への積極性の喚起（回答することに有益性がある、など）

いものでも、一度はプレテストをすることが望まれる。調査者が意図しない事柄が起こることが往々にしてある（表6-5）。

3）データ収集の方法：面接法

面接法は、一般的に質問しようとする内容や方法を規定する程度によって、非構成的面接法、半構成的面接法、構成的面接法に分類される。

非構成的面接法は、質問内容はあらかじめ決めておかず、自由な会話のなかからデータとなる事柄を収集しようとするものである。したがってデータ収集の成否が、面接技術や話の流れ、その場の雰囲気に大きく影響を受ける。半構成的面接法では、質問項目をある程度用意しておく場合や、1つの事柄についてさまざまな側面から質問を深めていく方法がある。ある程度の回答者の自由な雰囲気を配慮することができる。構成的面接法は、質問の項目、内容、方法などをあらかじめ決めておく面接法である。最大のメリットは、話の流れや面接技術に関わりなく、目的のデータを収集できる可能性が高いことである。しかし、回答者側からは、自由に回答する雰囲気が損なわれやすく、型どおりの回答になってしまったり、虚偽の回答になってしまうなどの問題もある。研究前に研究への十分な理解や協力を得ておくことが、適切な回答を得るために有効である[11]。

面接法は、一般的にデータを得られる確率が高く、信頼できるデータを集めることができる。欠点としては、調査者も回答者も時間的な制約を受けることや、対人関係技術にデータの信頼性が影響を受ける可能性が避けられないことである。

4）集計や分析の道具としてのパーソナルコンピューター

近年，パーソナルコンピューターの普及により，臨床看護研究に用いられる機会が増えてきている。機能面での飛躍的な向上により，個人で使用するレベルのパーソナルコンピューターにも表計算ソフトが標準でインストールされており，統計処理用のソフトも使用に耐えるようになってきている。また，それらの使用方法も大変簡単になっている。広く知られているように，コンピューターは計算能力に優れ，調査研究で集められた数値データを扱うのは，最も得意とする能力である。さらに，項目を選べば，記述的統計処理や探索的な処理なども行えるようになってきている。使用方法を習得すれば，研究の期間や労力を大変節約することができる。

現在，代表的な表計算ソフトとしてEXCEL（マイクロソフト社）があり，表形式の集計はもちろんのこと，記号をカウントすることなどもできる，簡単な検定や，オプションでは探索的処理をするようにできている。統計処理用では，SPSS（SPSS Inc.社）が，いささか高価感もあるが一般的に用いられるようになってきており，オプションを含めると，臨床看護研究で必要とされるほとんどの機能をもっている。看護研究では，これらのパーソナルコンピューターやソフトそれ自体の機能や能力が大切なのではなく，あくまでもそれらを扱う研究者の研究のデザイン力や文献検索の積み重ね，統計的な知識などが大切なのであり，研究の基本的な事柄を習得すれば，パーソナルコンピューターの能力を最大限引き出すことができよう。

3　調査研究の過程

調査研究の大まかな過程は表6-6のようになる。

表6-6　調査研究の過程

①概念枠組みを規定（理論的背景の確立）	⑦データ収集の開始
②研究目的の設定	⑧収集データの集計
③変数の規定	⑨集計結果の分析
④分析の手順の明確化	⑩分析結果の検討
⑤データ収集の方法検討と計画	⑪結論のまとめ
⑥データ収集方法の再検討	

もちろん，これらに先立ち，まず研究者らの疑問や知りたいと思う事柄を分析し，どのような構造をしているのか，どのような因子が含まれているのかをできる限りはっきりとさせておく必要がある。

II　事例研究

　事例研究とは，研究が単一の対象についての研究を表している。研究対象についての特徴を表しているが，方法としての研究方法を表現しているのではない。単一の対象としては，患者や看護婦個人であったり，1つの家族，1つの病棟，病院，さらに1つの地域であったりとさまざまである。時としては，複数の単一対象から集められた結果をまとめて研究結果とする場合もある。看護研究では，事例研究と称する研究がさまざまに行われているが，事例研究が研究として成立するためには，その対象の選び方に2つの要件があり，どちらか一方を満たしていなければならない。

1　対象の選択に関する事例研究の成立要件
1)　集団を代表している事例
　研究の対象とする集団（母集団）は，さまざまな性質をもつことが考えられるが，選択した事例（研究の対象）が，研究で明らかにしようとする事柄を含み，所属する集団の性質をよく代表している事例であること。この要件を満たすためには，事例の所属する集団を十分に分析し，性質を明らかにしておく必要がある。そして，選択された事例にもそれらが備わっているということである。この場合には，対象の1事例を詳細に分析することによって，母集団の性質や構造をより詳しく知ることができる。また，対象事例についてわかったことが積み重ねられることで，母集団全体に一般化できる可能性がある。
　しかし，すべてが一般化できるわけではない。研究の結果，研究以前に把握されていない因子が発見され，対象とした1事例が母集団を代表しているとはいえなくなる場合もあるからである。また，母集団の性質や構造を把握することは容易なことではなく，実際には完全に代表していると判断できる事例はほとんどないと考えられる。そのため，研究では，対象の把握の範疇的限界を明確に規定し

ておくことが求められる。

2) 特殊な事例

　研究の対象とした事例が非常に特殊で，これまでにそのような事例について知られておらず，学問的な領域で公に発表することに価値があるもの。医学研究でよく「症例研究」や「症例報告」といわれるものである。1例の症例でも，これまでに発見されていない疾患であったり，これまでになされなかった治療方法であったりする場合である。看護研究では，HIV関連疾患患者の看護例などが，それまで経験されていなかった時代的背景から1例でも報告され，多くの看護関係者に価値のある示唆を与えることができた。

　このように特殊な事例は，新しい仮説を生み出す可能性があることと，これまでの仮説に対し確証や反証をあげることができる可能性がある。仮説を棄却するために，1例の反証をあげればよいのであり，1事例でもこれらの効果をあげることが可能である。

　反証として研究結果が報告される場合でも，通常は，これまでの看護方法全部が否定されるようなことはなく，これまでの看護方法が新たに細分化されたり，違う方法が付け加わったりする例が多い。仮説に対する確証をあげる方法の例として，事例研究が成立する場合は，研究の方法がこれまでにない研究の方法をした場合である。つまり，検証の方法として独創性の価値をもつことになる。

2　事例研究の方法

1) 実験研究

　事例研究として実験研究を行う場合は，対照群を設置することができないため，準実験研究の単一対象に対しての実験研究ということになる（Ⅳ実験研究を参照）。心理学的な実験方法を参考にすれば，次のような手続きが必要とされる。

・適切なベースラインの設定
・一変数操作
・反復法による効果測定

看護臨床では，患者ケアが実験的な操作として，看護の結果が従属変数と考えられたり，また，看護目標は仮説と考えられることもあるが，反復性や変数操作

的に問題が多く，看護臨床を実験研究ととらえるには多くの無理があると考えられる。野嶋[9]がいうように「事例研究は，因果関係や相関関係を探索する研究ではなく，あくまでも記述することをめざした」研究と考えられる。

2) 記述的研究

看護研究の事例研究のほとんどがこの方法に当てはまるであろう。つまり，実施した看護実践の記録や，患者本人へのインタビュー結果などを分析の対象として研究をしたものである。患者の体験世界や特定の看護介入などに焦点を当て，それらを記述したり分類したりすることを目的とする。

データの収集には，対象者に表面的でなく深く分析的に接近することができる方法が求められる。通常の看護記録のなどでは，患者ケアの提供に必要な情報の記述が主なものであり，不十分である。そのため患者本人への面接や質問紙によるデータ収集が必要である。

面接では，研究の目的をある程度反映させることができる半構成的面接が適切で，構成的面接では対象の自由な表現を制限させることになり，非構成的面接では内容が絞りにくく必要なデータを得られにくい可能性がある。

分析には，質的研究方法にしたがい，KJ法や内容分析法により，データのコード化や概念化が行われる。

3 事例研究の経過

一般的に事例研究の経過は表6-7のようになる。看護研究の初心者は，1つの看護実践を事例研究の対象としてとらえがちであるが，事例があるから研究的にとらえようとするのではなく，研究のテーマや方法が決められてから事例が選定されるべきである。他の研究方法でも同様であるが，まず研究の目的が設定され，

表6-7 事例研究の経過

①研究目的の設定	⑤研究対象（対象事例）の決定
②研究対象の性質や構造の探索	⑥実施
③データ収集方法の決定	⑦結果の分析・コード化
④結果分析方法の決定	⑧考察・結論

研究の対象とすることがらの十分な分析が必要である。分析には，概念を抽出するような帰納的な方法をとる場合もあるが，研究の目的によっては，既存の理論や概念を用いることもある。

4　事例研究の限界

事例研究は，事例の選定がほとんどの場合完全ではなく，一般化や普遍化には大きな限界がある。また，データ収集方法や分析方法にも明確な方法が定まっていないため，不明確な研究方法であるといわれている。そのため，客観性を保証するものが不明確であり，再現性や一貫性，系統立てた概念化などに課題が多い研究方法であるといえる。

Ⅲ　実践報告

実践報告は，研究的な手法をとらないため本来の研究方法には含まれない。しかし，他の研究へ資料やデータを提供することでは，研究への価値がある。研究ではないので，質的なデータや量的なデータ，あるいは記述的なデータをまとめたものと考えられる。研究としての位置づけはないが，報告することが看護界に有用であるため研究と同様に報告される。しかし，報告はその有用性がある範囲にとどめられるべきである。一病棟での看護実践が全国規模で有用であるとは限らず院内研究の1つとして発表されるなど，報告の範囲について検討されるべきである。

1　実践報告の内容と形式
1）事例報告

看護研究の事例研究として発表されているもののなかに多く含まれている。ある患者に対して行われた看護実践について，実際の臨床で行われた形式に沿って事実が述べられ，考察が加えられる。さらに，その結果明確になった看護の課題や問題点が述べられる。報告には，まずなぜこれらの実践が報告されるのかという報告の目的が述べられる。報告の目的は，一般的にはケアの質向上に有益であったためや，看護婦の資質向上に有益であったためや，看護の特定集団に有益で

あったためなどである。また、報告して分析し意見をもらいたい場合などもある。

　実践報告であるが、報告の読者にとっては、なぜそのような実践が行われたのか、さらに実践の結果はどのようなことであったのかなどについても知りたい情報である。例えば、実践の行なわれた病棟ではどのような看護提供体制のもとに行われたのか、看護婦の役割はどのようなものであったのか、病棟での実践後のケアに何か参考になったことがあったのか、などである。報告の内容は、ほとんど質的な内容になる。病院内のケース検討会などで報告されるのが一般的である（表6-8）。

表6-8　事例報告の形式例

①報告する目的	③看護実践に対する評価
②看護実践の報告	④看護実践に対する考察
・患者紹介	⑤問題点・課題
・看護目標，実施ケア	
・看護の評価	

2）看護実践報告

　1つの事例に限らず、病棟全体で行なわれた看護実践の報告や、病院全体で行なわれた看護実践の報告などが当てはまる。それらの実践結果として報告される内容には、数的な集計処理をされた量的なものが多く含まれる。例としては、1つの病棟の一定期間の看護提供の主な内容と平均在院日数などがある。平均値やパーセント、標準偏差などの記述的な統計処理を使用する場合もある。集計された結果についての考察が加えられることもある（表6-9）。

表6-9　看護実践報告の形式例

①報告する目的	③実践の評価
②実践内容	④考察
・実践の目的	⑤課題や問題点
・実践の内容	
・実践経過	
・実践の結果	

3) その他の実践報告

臨床で行われた看護ばかりでなく，院内教育や看護管理などの実践報告も価値があるものである。一般的なものではない院内教育の方法や，効果をあげた看護管理の実践などは，研究とはいえないが，報告されると看護全体にとって有益である。さらに，あまり報告されることはないが，何らかの失敗例なども報告として有益である。失敗例報告などは，読者にとっては価値がさまざまであるため，報告の目的を明確に述べることが望まれる。

Ⅳ　実験研究

実験研究は，出来事がどのようなことから発生したのかの因果関係を確かめるための研究方法である。または，どんなことが目的の出来事を起こすのかを予測するというような仮説を検証するためにも行われる研究方法である。コントロール（統制，あるいは管理）された実験条件や，環境のなかで最も正確に因果関係を確かめることができる。しかし，看護研究では，患者や看護婦やそこで起こっていることを研究の対象にすることが多いため，それらはコントロールすることがほとんど不可能である。そのため，看護研究では純粋な実験研究はほとんどの場合困難である[10]。しかし，方法的な設定が可能であるならば，科学的な研究方法としては最も正確性が高い実験研究で，看護のさまざまな臨床での出来事を解き明かすことが求められる。実験では，一般的には変数の制御と測定が行われる。変数は従属変数と独立変数，剰余変数があり，コントロールするための方法や因果関係を明確にするためのいくつかの手順がある。

1　独立変数

実験において，実験者（研究者）が操作し変化させる条件や要件のことをいう。つまり，独立変数に設定したものは，結果の変化の原因となっていると考えるものである。独立変数の値が変化するために結果の従属変数の値が変化する関係にある。実験研究では操作する対象となる。

2　従属変数

独立変数の値の変化によって，変化する変数をいう。実験研究では結果測定の対象となる。

3　剰余変数

実験では，コントロールされ一定に保たれる変数をいう。臨床的な研究では，一定に保つことはほとんど不可能に近いが，臨床を離れて行われる実験では，コントロールの精度が高いほど実験としての精度も高い。

4　実験の操作

実験研究では，研究の対象としての性質をもった対象を実験的な操作が行われた群（実験群）と，行われなかった群（対照群）に二分し，結果の差が操作の差に関連づけられることによって因果関係を明らかにしたり，仮説の検証をしたりすることができる（図6-2）。

対象の振り分け方の一般的な方法は，無作為法である。研究の対象にふさわしい性質をもった対象を，人為的に振り分けるのではなく無作為に二分することで，実験群と対照群は実験的な操作前には同質性を保つ必要がある。そのため，一定の序列順番での分別やくじ引きなどが使われる。結果の比較を妥当なものとするために，二分された両者は数的にも同数が望ましい。

実験操作が行われなかった群（対照群）では，実験の操作以外に他の影響を受けないようにコントロールされていなければならない。また同様に，実験操作を受ける群（実験群）でも，実験操作のみの操作が行われるようにコントロールされなければならない。

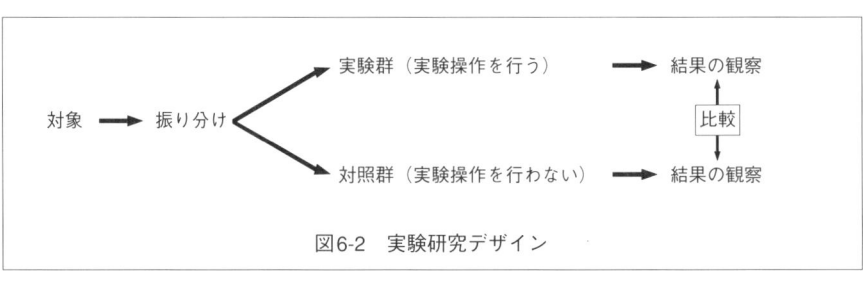

図6-2　実験研究デザイン

実験群と対照群との比較は従属変数に定められた変数の値が観察される。

実験研究では，数量的に統計的手法を用いて分析を進めることになるため，結果の抽出においても数量的な手法が必要とされる。そのため，信頼性や妥当性が保たれている測定用具を使用することが望まれる。さらに，独立変数においても数量的に測定されることが必要である。それらの結果によって，因果関係の関連性の度合いを推定できることになる。

5 準実験研究（擬似実験法）

看護研究では，純粋に実験研究の条件である，①実験的操作，②コントロール，③無作為化，を満たすことは不可能に近いことである。そのため，実験的操作は行うが，コントロールと無作為化のどちらか一方，あるいはその両方が欠けている場合に準実験研究といわれる手法を使う。

準実験研究[8]では，比較群を使う方法と，単一対象で行う実験的操作法がある。

比較群を対照群として比較とする方法では，図6-3のように比較群に通常ケア群などを設定する。

対象とする比較群には，実験群と可能な限り近い条件をもつ集団を設定する。看護臨床では比較的実用度が高い方法である。比較群との観察結果を比較することから，変数間の因果関係をある程度推定できる。しかし，無作為法を実施していないことから，実験をした2群が完全に同質であるとはいえないため，因果関係の関連性の程度を確定するまでには至らない。

さらに，単一対象への実験研究法としては，図6-4のような方法が考えられる。

他に比較する集団が設定できない場合には，単一対象が実験対象になり，実験

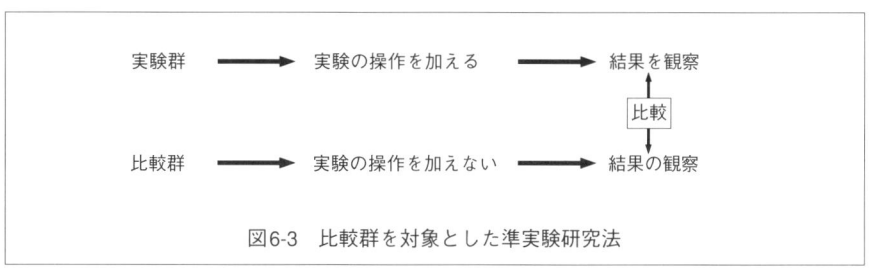

図6-3 比較群を対象とした準実験研究法

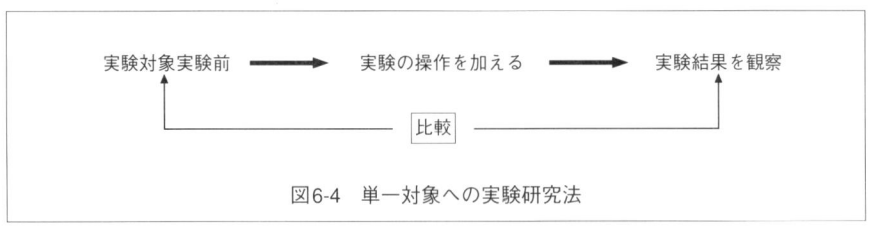

図6-4　単一対象への実験研究法

的操作を加えた前後の変数の値の比較をし，実験的な操作の因果関係を推定する。この場合でも，対象へは実験的な操作以外は可能な限り行われないように環境や影響要因をコントロールしなければならない。実験での操作以外にさまざまな因子（変数）の変化が加わると，実験前と実験後での変化がとらえられても，その変化に効果を及ぼしたのが実験での操作であるのか他の因子（変数）であるのか，不明となってしまう。実験操作前後の観察結果の信頼性を向上させるためには，測定対象となる従属変数について前後に複数回測定する経時的実験デザインとする[12]。単一対象への実験法では，他の実験研究でも同様であるが，実験操作のほかに必然的に時間的な経過が変数として加わっていることを考慮しておくことが必要である。つまり，自然状態で時間経過とともに変化してしまうような対象（例えば，熱や時間とともに成分が変化してしまう化学物質）は実験の対象としては不向きである。

6　実験研究の経過

実験研究の経過は一般的に表6-10のようになる。

7　臨床看護研究での予測できない看護効果

患者などを対象とした実験研究において，対象者が実験に参加していることを知っているために，効果に影響を及ぼす場合がある。有名な例では「ホーソン効果（Hawthorne effect）」といわれるもので，1920年代にイリノイ州のホーソン工場で行われた産業心理学の実験に由来している。この研究では，実験の操作（作業場を明るくしたり暗くしたり，作業員に面接をした）にかかわらずに生産性が向上した。この研究の解釈では，従業員（被験者）が，自分たちに関心を寄せられていることがうれしかったので，自分たちの最善の方法で研究者を喜ばせ

表6-10 実験研究の経過

> ①研究の対象とする事柄の構造的分析
> ・関連要因の構造化
> ・因子間の関連性の考察
> ・全体像の再構成
> ②実験計画のデザイン
> ・従属変数の特定と測定方法の決定
> ・独立変数の特定と操作方法の決定
> ・対象の収集方法
> ・対象の実験群と対照群の分別方法の決定
> ・実験群と対照群のコントロール方法の決定
> ・結果の比較方法の決定
> ③実験の実施・実験結果の収集
> ④結果の考察
> ⑤結論の考察

ようとした(生産性を高めた)と考えられた。臨床看護では,患者の行動変容に関連したのは,実施した患者教育の内容ではなく,教育をしていた看護婦のケアを向上させようとする熱心さであったりするようなこともある。また,ホーソン効果は,負の効果をもたらすこともあり,実験に参加しているために否定的な行動をしたり,恥ずかしさのあまり通常の行動ができなかったりする場合もある。ホーソン効果を除く方法は2つある。1つは,対照群,実験群とも実験に参加していることを知らせ,そのうえで結果を比較する方法である。もう1つは,両者に実験に参加していることを全く知らせない方法であるが,この方法は倫理的な重大な問題をもつことになる。

8 看護研究における実験研究の倫理的課題

通常の研究における倫理的な課題に加え,臨床での実験研究や準実験研究においては,方法的にある実験的な操作を加えることに対する倫理的な課題が発生する。ほとんどの場合に加える実験的操作は,ある種のケアを加えることになる。また,それらのケアは看護において効果があがると予想されるものである。実験研究においては,対象を実験群と対照群に分ける方法がとられる。したがって,ある程度看護の効果があがると予想されるケアを,対照群といえども操作的に実

施しないということは，一般的な医療提供の臨床ではあってはならない。効果があがることが予想され実施できるものなら，区別なく対象となる患者には実施すべきであろう。したがって，何らかのケアの実施効果を検証しようとする実験的な研究では，対照群の設定がふさわしくないと考えられる。

また，ある期間実験を行って，実験終了後にケア提供をもとに戻すようなこともふさわしくない。効果があがることがわかったなら，それらのケア提供を引き続きできるように努力すべきである。

V 参加観察法

参加観察法（participant observation）は，フィールドリサーチ（field research）といわれる研究手法のひとつで人類学や民族学などで主に用いられてきた。研究者は自然な場面で，実際の人々の行動や体験をそのまま理解しようとする。そのため研究者は，対象の社会集団に参加し，その集団のメンバーに関係する情報，構造，象徴的な出来事を観察し，観察したことを記録に残し，それらの記録を分析することを通して，研究の目的とする事柄を明らかにしようとする。これらの方法により，参加観察法は質的研究方法に分類され，探索的研究デザインに用いられることが多い。看護臨床でも，看護提供場面の観察や，看護提供者の日常での人間関係など，一見しただけでは要素や関係を特定することが難しい状況のなかでテーマとするところを明らかにしようとする研究などに用いられる。さらに，参与観察法といわれることもあるが，方法論的には同じ範疇と理解されている。

1 参加観察法（質的研究）の特徴

他の質的研究方法と共通して以下のような特徴がある[5]。
① 研究データを集める手だて（用具）が研究者自身であり，対象者に直接出会い，観察や面接（インタビュー）を行う。
② 対象者と観察者の間には，何らかの相互作用が必然的に起こり，その相互作用の意味を考慮しながら観察を行う。
③ 観察者（研究者）は，問題現象が起きている現実のなかでその課題に取り

組むのであって,実験室にもってきたり,問題状況（研究の対象）をガラス越しにみたりするのではない。

以上のように,参加観察法では主要な方法的概念として,①観察（観察者）,②記録に残す,③データの分析,について十分理解しておかなければならない方法的概念が含まれている。さらに,近年よく用いられるようになってきたグラウンデッド・セオリー・アプローチ（Grounded Theory Approach）においても,参加観察法は主要なデータ収集方法であるし,さらに分析方法でもある。

2 観察（観察者）

一般的に,観察とは,出来事に対してどのようなことが起こっているのかを把握するための1つの方法である。レイニンガーによれば,観察をしようとする観察者とその観察者が関わろうとする状況との関係は,次の4つに分類されている。

① 完全な観察者——観察する対象や状況への関わりが全くないか,少なく,一方的に観察する。対象への影響は少ないが,全く無視できるわけではない。

② 参加者としての観察者——対象や状況へ少し関わるが,対象者は研究者が観察していることを理解している。対象には多少の影響が含まれている。

③ 観察者としての参加者——状況のなかにいて,観察しようとする対象者らと状況に応じた同様の行動をする。対象者らは,研究のため観察されていることを理解している。

④ 完全な参加者——研究者らが観察していることを知られず,対象者らが含まれている状況に所属する。

これらは,研究のタイプによって使い分けられるが,研究者らの自覚や行動,研究者らと観察対象との関係,関わりの内容,その他周囲のさまざまな要因によって相互に影響される結果が異なり,入念な構造的な分析と記録による分析を行う必要がある。観察対象者らが,観察されていることを知っている場合に一般にみられる傾向としては,対象者らは観察者（研究者）の望んでいると思われる行動をとるようになる傾向がある。研究者らの観察により,どの程度の影響を受けたのか,主観的な情報や客観的な情報を同時に収集しておくことが,後の分析の手助けとなる。

観察は，単に状況のなかにさまざまな役割や立場をもって参加するだけでなく，対象者に直接インタビューをする場合もある。インタビューは，観察者の概念や価値観などが反映されやすく，観察者からの影響を受けずに対象者の返答を引き出すことは難しいとされている[1]。

観察者の影響を最も受けないように観察する方法を非参加観察法という。気づかれないように設置したビデオカメラからの観察や，マジックミラーを通しての観察がこれにあたる。研究対象者らの自然の行動や状況を観察できる可能性があり，意味のあるデータを収集できる場合が多いが，観察対象者には観察されていることが知らされていないため，倫理的にはすでに問題を含んだ研究方法とも考えられ，実施については十分な検討と，事後においても観察対象者らに研究で観察結果を使用することなどの同意を得る必要がある。非参加観察法では，状況に関わることができないため，観察対象者に質問や面接をすることはできない。そのため，あらかじめ観察の視点や特定の観察したい行動や状況などを定めておく構成的観察法が用いられる場合が多く，仮説検証型の研究となる。これに対して，観察中にさまざまな発見があり，状況によりさまざまに関わりの内容や観察の方法が変化する観察法は，非構成的観察法といわれる。

3 記録に残す

参加観察法では，対象への参加度により観察できる量や内容に違いが出る。また，観察される状況は刻々と変化しているものであり，二度と再現できない。したがって，でき得る限りの情報を記録に残しておくことが必要である。しかし，参加者になればなるほど参加していることに意識がさかれ，観察者としての行動ができにくくなる。病棟での一看護婦としてケアに参加しながら自分の記録をとることがほとんど不可能であるように，記録に関しては十分な計画性を必要とし

表6-11　参加観察法で用いられるフィールドノート

①観察ノート：観察された事柄に関するすべての記録
②個人ノート：観察者の個人的な感情や行動に関する記録
③方法論ノート：観察や参加に関しての方法的なことに関する記録
④理論ノート：観察者の研究の方法や考察的なことや分析に関する記録

ながら，困難な場合も少なくない。一般的に参加観察法を含む質的な研究法では，4種類の記録を残し，これらはフィールドノートといわれる（表6-11）。

これらの記録は，4冊のノートに分けて記録するのではなく，同時に記録する。

4 データの分析

非構成的参加観察法において分析の対象となるものは，上記の観察されたノートが主なものとなる。分析に耐えることができるように，記録はできるだけ量的にも多く入念に行い，観察中に記録として残せなかったものは，観察終了後直ちに記録として書き起こしておく。その後分析を行う。分析は，主にコーディング（コード化）といわれる作業を繰り返し，明らかにしようとすることに関する概念や仮説が見出されるかを検討する。コーディングは，一次コーディングと二次コーディングの過程をとる。構成的参加観察法においては，調査研究に準じ，尺度やそれぞれの測定法が用いられる場合が多い。詳細は他の研究法の項目を参照すること。

① 一次コーディング——観察して得られたデータを整理し，何回も読み直し，何について記録してあるのかをコード化する。研究者らが観察しようとしている事柄に関連のありそうなところのまとまりを抽出し，どのような事柄を中心としているのかを考え，表題をつけるようにそのまとまりのテーマとなっていることを端的な言葉や短文で表現してみる。そして，再度記録を読み直し，コードとしてつけた表題が適切かどうかを確かめてみる。さらに，コード化できないところはどのような事柄の記録なのかを考える。これらの過程を繰り返し行い，コード化できるものとできないものとを分けながら，さらに観察を続ける。

② 二次コーディング——一次コーディングは，観察の継続と並行しながら行い，的確なコーディングが進むと研究対象としている状況や対象の主な現象が把握されてくる。これらをコーディングの結果をもとに，さらに起こっている現象がどのような要素で成り立っているのか，さらに要素はどのような関係があるのかなどを導き出そうとするのが二次コーディングである。

これらの過程は，常に一次コーディングから二次コーディングへ進むとは限らず，概念同士の関係が再構築されるとまた観察状況に戻ることもある。観察は，

新しいコードが出なくなったり，コード化できない現象が観察されなくなるまで続ける。これらの過程で，コード化が主観的で，偏りをできるだけ是正しようとするなら，研究対象の状況をよく熟知した複数の研究者で，コード化の過程を丹念に繰り返すことが必要である。

5 研究の過程

一般的に参加観察法での研究は，表6-12のような過程を経る。

研究の結果として，観察された状況のコードをまとめ，さらにそれらの概念化や定義をまとめる。それらを通して，研究の対象としていた状況や起こっている事柄を明らかにしようとするものである。以上の過程から，参加観察法などの質的研究においては，概念を抽出したり，仮説を導き出す。これらの導き出された概念や仮説の信頼性や妥当性は，科学的な方法で検証することによることが可能

表6-12　参加観察法の過程

研究の計画
・研究対象，研究目的の明確化
・観察対象を特定する
・観察者を決める，観察者の打ち合わせ，観察者の訓練
・面接（インタビュー），質問内容，方法などを決める
・コーディングメンバーを決める
研究の実施
・観察の開始，記録
・観察結果のコーディング，分析
・観察の継続
・観察結果のコーディング，分析
・観察の継続
・観察結果のコーディング，分析
（観察〜コーディングは複数回繰り返される）
観察結果のまとめ
・コード化の分類
・コードの説明，定義化，概念化
・コード化の関連の明確化
概念化，仮説の抽出
（理論化）

である場合と，再現性において不可能であるため科学的な方法では検証できない場合がある。しかし，他の仮説や概念を的確に説明できるような場合は，信頼性が高いと考えられる。

VI フォーカスグループ

1 フォーカスグループの目的

　フォーカスグループの手法は，マーケティングリサーチの手法として発展してきており，看護研究ではなじみが薄い。マーケティングリサーチのなかで，特にユーザーの意見や態度を知るための分析手法の1つとされ，探索的研究方法の1つに分類される。消費者のニーズを探ったり，商品開発のコンセプトをまとめたりする探索的研究の目的は，次のように考えられる。
　① 研究対象の構造，課題をより明確にする。
　② 仮説を構築する。
　③ 調査や研究のための重要度や，優先的な順位を決める。
　④ 研究のためのアイデアをより現実的なものにする。
　⑤ 研究全体の構想を明らかにする。
　したがって，看護研究でのフォーカスグループもこれらの目的のために用いられる。また，フォーカスグループはグループインタビューともいわれ，半構成的集団的面接法の1つである。

2 フォーカスグループの特徴

　集団の形態をとるため，個人面接と比較して集団の特徴が現れやすい。そのため，利点と欠点をまとめると表6-13（p.80）のようになる。

3 フォーカスグループの方法

　フォーカスグループの実施までの手順は一般的に以下のとおりである。
　① テーマの設定――研究者らの収集したいデータや，主な研究の対象を決める。
　② 対象者を選定――どのような対象者が研究者の集めたい情報をもっているだろうか。

表6-13　フォーカスグループの利点と欠点

> 利点
> ①集団の力学により参加者個々人の意見が言いやすい。
> ②個人面接や質問紙調査より費用がかからない。
> ③収集できるデータが多側面，多様にわたり豊かである。
> 　欠点
> ①意見の出方がグループの雰囲気や参加者個人の主張の程度に影響を受けやすい。
> ②研究者の収集したいデータが集まるかどうかわからない。
> ③グループ参加者がグループの力学を受け個人的感情が湧きあがる。
> ④意見の出方が司会者などの技量によって大きく異なる。
> ⑤一般化できるかどうか困難である。

③　参加者を集める——グループがつくる人数分対象者を集める。
④　グループの設定——対象者をグループに分け，司会者，副司会者を決めておく。
⑤　テーマとなるような疑問や質問を設定しておく——あらかじめ参加者に聞きたい項目から具体的な質問を3〜5問設定しておく。
⑥　観察者，記録者を設定する——観察者や記録者は，グループの参加者からは目につかないほうが，グループに対しての影響は少ない。そのため，マジックミラーの裏などに配置するほうがよい。
⑦　実施

4　フォーカスグループの留意点

まず，集団の力学が不均衡にならないように，参加者を均等に構成する。1人の参加者だけが対象についての知識が豊富であったりすると，その参加者が全体をリードすることがある。また，参加者のコミュニケーション能力が不均衡だと，十分に意見を出し合えないこともある。

人数は，司会者を含めて5〜6人がグループダイナミクスが均衡になりやすく，また司会もしやすいなどの点から，良いとされている。

始まる前には質問項目を十分検討し，収集したいデータをはずさないよう話の流れを調整していくことが重要である。そのため司会者の役割は大切で，研究者

自ら役割を負ったり，必要なら副司会者を決めておくことも必要である。
　司会者は，参加者の話の内容に注意しながら話を進めることはもちろん，話し方や姿勢，視線，態度などにも注意しながら，話しやすい雰囲気づくりを心がける。
　同じテーマで，参加者を変えて実施することにより，テーマに対してより深く多面的に意見を収集できることが考えられるが，3グループで実施してみて新しい情報が得られないときには，それ以上の実施は必要がない。また，1回のセッションは通常2時間が限度である。

5　司会者の留意点

　司会者は，話の流れを調整したり，参加者の意見を引き出したりと重要な役割を担っている。フォーカスグループは何かを検討したり議論するのではないので，参加者同士がお互いの意見を戦わせたり，どちらの意見が良いのかなどの話にならないように注意する。そのため，司会者は良い聞き手であり，全くの素人ではないが参加者から教えてもらうという姿勢が良いとされる。データ収集を目的としたフォーカスグループでは，設定した質問はすべて質問するようにする。しかし，研究者らが引き出したい内容に偏って誘導しないようにしなければならない。また，司会者が特定の価値観や偏見をもつことがないように，中立的な態度を保つ。さらに，1人1人の発言に注意を集中し，傾聴的に関心を十分示し，うなずきながら聞くなどのコミュニケーション技術を十分に使う。

6　観察と分析

　観察者はグループのセッションのようすを観察し，記録を残す役割をとる。主には発言の内容を記録し，その内容を分析の対象とする。記録は，発言の内容を文字にしてその場で書き残すのはもちろんであるが，書いているときに表情や雰囲気などを見逃すこともあるので，テープレコーダーを用いたり，ビデオカメラで記録したりすることなども有効である。分析に入る前に，それらの記録内容をKJ法などで整理しておく。
　集められた記録されたデータの分析は，質的研究の分析手順にしたがうことが多い。つまり，発言がどのような側面を述べようとしているのか（対象の構造化

分析),発言の内容はどのようなことを述べようとしているのか(発言内容のコード化),発言内容はその他の発言内容との関連性はあるか,あるとすればどのような関連性があるのか(要素間の関係性の明確化)。

7　研究の継続

フォーカスグループでは,参加者の意見や態度などを調査の対象とするものであるから,フォーカスグループで集められたデータを基礎資料として,さらに実証的な研究を積み重ねるなどの研究継続が望まれる。

◆引用・参考文献
1) Bowers, B.：看護における質的研究－現状についての考察. 看護研究 26 (4)；55, 1993.
2) 河口てる子：実態調査と看護研究の差. 看護研究 29 (2)；69, 1996.
3) Leininger, M.M.：Qualitative Research Methods in Nursing. 1985.(近藤潤子他監訳：看護における質的研究. 医学書院, 東京, p.183, 1997.)
4) McCaffrey, P.：Qualitative and Quantitative Research: Application to Clinical Practice. Sigma Theta Tau International Region Ⅳ, Cleveland, Ohio, 1994.
5) 南裕子：質的・帰納的研究. 井上幸子他編：看護における研究. 看護学大系10. 日本看護協会出版会, 東京, p.204, 1999.
6) 中島義明編：心理学事典. 有斐閣, 東京, 1999.
7) 西垣克：看護研究の進め方. 橋本秀子編：看護過程へのアプローチ第4巻(調査と研究). 学習研究社, 東京, p.20, 1985.
8) 野嶋佐由美：研究デザイン. 井上幸子他編：看護における研究. 看護学大系10. 日本看護協会出版会, 東京, p.75, 1999.
9) 野嶋佐由美：研究デザイン. 井上幸子他編：看護における研究. 看護学大系10. 日本看護協会出版会, 東京, p.92, 1999.
10) 緒方昭他：看護研究への招待. 金芳堂, 東京, p.77, 1994.
11) Polit, F., Hungler,B.P.(近藤潤子監訳)：看護研究－原理と方法. 医学書院, 東京, p.118, 1994.
12) Seaman, C., Verfonick, P.(西垣克監訳)：看護研究のすすめ方. 医歯薬出版, 東京, p.57, 1988.

(三重県立看護大学看護学部　　藤本　幸三)

7章 調査用紙

　調査研究（Investigation）とは，「現象を記述または説明するための系統的調査」[1]である。すなわち，実際の社会生活や生命活動のなかで生じるさまざまな出来事や現象を，観察や面接，測定などによってデータを集め，分析考察し，結論を導く一連の作業の総称であるといえる。

　看護学領域でよく用いられる調査方法の1つとして，調査票や質問紙を用いた研究が一般によく知られている。これはアンケート調査（Questionnaire）と呼ばれ，比較的簡便に利用できると考えられている。しかし，検討が不十分なままで調査用紙の作成，または選択をすれば，結果をまとめる段階で所期の目的とは異なる調査に終わってしまうことも少なくない。ここでは，調査用紙の選択や作成に必要な手順および考え方を述べたい。

I 研究課題の設定

　既存の調査用紙を用いる場合，この調査用紙を用いることで何を明らかにしたいのか（研究課題）ということが最も重要である。そのために文献検索は不可欠である。既存の調査研究ではどのような結果が得られているのか，また何か問題点は生じていないのかを読み取らなければならない。ある現象を把握する方法の1つとして実態調査がよく行われている。しかし，ある現象の実態が明らかになったとしても，それだけでは十分に研究課題が達成されたとはいえないことがある。実態調査の内容が既存の統計資料から参考にできる程度であれば，調査して研究につなげる価値が半減する。そのため，特定の課題について先行研究の知見を知

り，あらかじめ予想される仮説をつくり，この仮説を検証することを目的として調査を行うことが理想といえる。

例えば，「看護婦の離職はなぜ起こるのか」という課題を設定し，病院で働く看護婦の勤続年数の変化から離職を明らかにするとしよう。ある都市部の総合病院の状況として，卒後3～6年の看護婦の離職が最も多いといった状況が観察されたら，次のような仮説を設定して調査にかけることができる。この年代の看護婦は，そろそろリーダーシップをとらなければならない時期でもあるため，仕事に対するやりがい感とキャリアデベロップメントのギャップが離職の一因となっているのではないか。このような仮説は，調査によって検証される場合もあるが，仮説に反する事実が明らかになり，仮説が棄却される場合もある。いずれにせよ，仮説を設定して行うこのような調査は，課題が明確になるという特徴をもっている。

II 統計的調査と事例的調査

調査研究は，大きく分けて統計的調査と事例的調査の2つの調査に大別される。統計的調査は，調査項目に基づいて面接や観察，聞き取り，計測などを通し，多数の人からデータを収集する方法である。

一般に調査項目としては，性・年齢・婚姻・家族形態・居住・健康状態・病名・発病年齢などの基本的属性と，当該研究の目的とする独自の項目がある。前者を独立変数，後者を目的（従属）変数として分析することが多い。目的変数は，研究目的やテーマと一致した調査用紙から導き出され，例えばストレス反応，日常生活行動（ADL），生活の質（QOL），ソーシャルサポートなどがある。

結果を導き出すには，データを数値化し，統計解析ソフトを用いたコンピュータによる処理が今日では一般化している。研究目的に応じた手法で分析を行えば，研究者の主観を介入せずに客観的で一般性を保った分析結果が得られる。

一方，事例的調査は比較的少数の人を対象に観察やインタビューを実施して，収集したデータを数値化したり統計処理をせずに，ある現象を深く追究することを目的としている。

この2つの方法には，各々長所・短所があり対照的な特徴をもっているので，1

つの方法だけでは，設定した課題の全体像を明らかにすることが困難なことも生じてくる。

既存の調査用紙を用いてデータを収集することは，比較的簡単であるように思われるが，十分な下調べが不可欠である。すなわち，調査者の求めるデータが得られるような調査が先行研究でどの程度実施されているか検索することによって，未知の課題であれば新たに調査する価値が生まれ，研究の独創性を打ち出すことが可能となる。

検索する方法は，コンピュータを利用すると便利であるが，検索するときのキーワードを十分に検討しなければならない。キーワードによっては，課題にあった文献にたどり着けない場合があったり，大量の文献に翻弄され，研究者自身が何を求めようとしていたのか判断に困る状況に陥ることもある。

また，文献検索で得られた調査研究を活用する場合は，引用文献としての掲載はもちろん，他者の調査用紙を利用する場合は使用許諾を得ることが不可欠である。さらに調査用紙によっては使用料の支払いが必要となることもある。

III 調査対象の明確化

調査研究では，課題設定に関連して対象者を明確にしなければならない。例えば，「大学生のボランティア活動」という課題を設定すれば，この課題に対象者を一致させなければならない。つまり，調査対象は大学生一般である。しかし，大学生全員に調査することは不可能に近いため，M大学看護学部の学生を対象にアンケート調査を行ったとしよう。確かにM大学の学生は大学生の一部であるが，大学生を代表しているとはいえない。したがって，他大学・他学部の学生を対象に加え，対象の偏りを少なくすることが必要となる。あるいは，課題を「看護系大学生のボランティア活動」と変更することによって偏りを少なくすることが可能となる。

調査者は，設定した課題を明らかにできるためにはどのような人々を対象者に選択するのか，現実と照らし合わせて明確にしなければならない。

Ⅳ 調査用紙の作成

　調査用紙の作成では，まず研究を計画していく段階での概念枠組み，つまり調査票や質問紙の内容が調査の目的と十分に整合性をもって適応できるかどうか，検討されていることが重要である。例えば患者の満足度調査を例にすると，受けている医療や看護に対する価値観・価値基準，医療・看護に対する期待など，満足度を構成すると考えられる概念から必要な調査項目を検討しなければならない（表7-1）。

　さらに，質問項目を考えるうえで，調査時間に配慮する必要がある。調査の趣旨を理解し協力してくれる調査対象者でも，20～30分前後で終了することが望ましい。全体の質問項目数を時間内におさまる程度に工夫する必要がある。

　質問の形式には，質問文の提示に対して答えを自由に口述または記述する自由回答法と，あらかじめ用意したいくつかの選択肢のなかから1つもしくは2つ以上を選ばせる選択肢法に大別できる。

　概念枠組みをキーワードとして整理し，大項目とすることが可能である。この大項目をさらに中項目に細分化する。次に，この中項目をさらに小項目に分解して全体を構成するという形をとることができる。この場合，小項目の各々が1つ1つの質問項目になるようにするとよい。このとき，抽象度の高い設定課題を，どのようにして具体的な質問項目に置き換えるかに留意し，この細分化の過程で設定課題を具体的な事項にできるだけ結びつけていくようにする。

　いずれにしても具体的な質問項目を考える段階で，何のために調査するのか，結果をどのように活かすのか，どういった対象者に質問するのかなど，十分に検討することが大切であろう。質問を回答することで課題の1つ1つの側面が順次明らかになり，最終的に課題の全体像が浮き彫りになるような質問用紙が理想といえる。

　質問文は，用語や文章を十分に検討して正しい回答が得られるように配慮する。誘導するような質問，否定した尋ね方などにならないように注意し，専門用語や難しい表現は避け簡潔明瞭な文章にする。1つの質問では，尋ねる内容も1つであることが大切である。

表7-1 患者の満足度調査[2]

1. 思ったとおりの治療や看護でしたか。

5：とても満足している	2：ふつう
4：割と満足している	1：あまり満足していない
3：満足している	

2. 入院中の規則と方針について説明は十分でしたか。

5：とても満足している	2：ふつう
4：割と満足している	1：不十分
3：満足している	

3. 入院中の権利についての説明は十分でしたか。

5：とても満足している	2：ふつう
4：割と満足している	1：不十分
3：満足している	

4. 検査，治療，予後についての説明は十分でしたか。

5：とても満足している	2：ふつう
4：割と満足している	1：不十分
3：満足している	

5. スタッフはあなたの質問に気軽に答えてくれましたか。

5：とてもよく答えてくれた	2：ふつうに答えてくれた
4：割とよく答えてくれた	1：よく答えてくれなかった
3：よく答えてくれた	

6. スタッフの説明には一貫性がありましたか。

5：とても一貫性があった	2：ふつう
4：割と一貫性があった	1：一貫性がなかった
3：一貫性があった	

7. 医師，看護婦，その他の職員のチームワークは良かったですか。

5：とても良かった	2：ふつう
4：割と良かった	1：良くなかった
3：良かった	

8. スタッフと過ごす時間はどうでしたか。

5：とても満足している	2：ふつう
4：割と満足している	1：あまり満足していない
3：満足している	

9. スタッフはあなたの意見や考えをきいてくれましたか。そしてあなたと一緒にどうするか考えてくれましたか。

5：とてもよくきいてくれた	2：ふつうにきいてくれた
4：割とよくきいてくれた	1：あまりきいてくれなかった
3：よくきいてくれた	

10. あなたの要望に対して，スタッフは臨機応変に対応してくれましたか。

5：とてもよく対応してくれた	2：ふつうに対応してくれた
4：割とよく対応してくれた	1：あまり対応してくれなかった
3：よく対応してくれた	

11. あなたが大事だと思っていることをスタッフは理解してくれましたか。
5：とてもよく理解してくれた　　　　　　　　　2：ふつうに理解してくれた
4：割とよく理解してくれた　　　　　　　　　　1：あまり理解してくれなかった
3：よく理解してくれた

12. スタッフはあなたのことを大切にしてくれましたか。
5：とても大切にしてくれた　　　　　　　　　　2：ふつう
4：割と大切にしてくれた　　　　　　　　　　　1：あまり大切にしてくれなかった
3：大切にしてくれた

13. スタッフから信頼されていると感じましたか。
5：とてもそう思う　　　　　　　　　　　　　　2：ふつう
4：割とそう思う　　　　　　　　　　　　　　　1：あまりそう思わない
3：そう思う

14. スタッフは礼儀正しく、親切でしたか。
5：とてもそう思う　　　　　　　　　　　　　　2：ふつう
4：割とそう思う　　　　　　　　　　　　　　　1：あまりそう思わない
3：そう思う

15. 退院後、起こりそうなことや何をしなければならないかについて、わかりやすく説明してくれましたか。
5：とてもそう思う　　　　　　　　　　　　　　2：ふつう
4：割とそう思う　　　　　　　　　　　　　　　1：あまりそう思わない
3：そう思う

16. 退院後、あなたの要望にスタッフは応えてくれていますか。
5：とてもよく応えてくれる　　　　　　　　　　2：ふつう
4：割とよく応えてくれる　　　　　　　　　　　1：あまり応えてくれない
3：よく応えてくれる

17. 全体として、受けたケアはどうでしたか。
5：とても満足している　　　　　　　　　　　　2：ふつう
4：割と満足している　　　　　　　　　　　　　1：あまり満足していない
3：満足している

18. あなたはケアを受けていて、どのくらい助かりましたか。
5：とても助かった　　　　　　　　　　　　　　2：ふつう
4：割と助かった　　　　　　　　　　　　　　　1：あまり助からなかった
3：助かった

19. スタッフは、飲んでいる薬の効果と危険性について説明してくれましたか。
5：とてもよく説明してくれた　　　　　　　　　2：ふつう
4：割とよく説明してくれた　　　　　　　　　　1：あまり説明してくれなかった
3：よく説明してくれた

20. スタッフはあなたにわかりやすく説明してくれましたか。
5：とてもそう思う　　　　　　　　　　　　　　2：ふつう
4：割とそう思う　　　　　　　　　　　　　　　1：あまりそう思わない
3：そう思う

また，調査対象者が高齢者であれば，質問文の印字を大きくするなどの配慮が必要となる。漢字表記も日常語を中心に最小限とし，必要に応じふりがなを振るなどの配慮は欠かせない。

◆引用・参考文献
1) Abdellah, F.G., Levine, E.（矢野正子監訳）：アブデラの看護研究．メヂカルフレンド社，p.364，東京，1993．
2) McGlynn, E.A.：（川野雅資，Anders, R.L.他訳）Assessment of in-patient care for schizophrenia patients. 1996, RAND Corporation, Manuscript in preparation.

　　　　　　　　　　　　　　　（三重県立看護大学看護学部　　北島 謙吾）

8章 オリジナルの調査用紙

I 調査用紙の作成

　調査研究のなかで最も難しいのは，調査者の意図したことをいかにして質問項目へと変換させていくかということである[2]。質問内容が不明なために質問文を別の意味に解釈されてしまうようでは，せっかく考えた仮説が検証できなくなってしまう。したがって，質問文の作成では，調査者の意図に沿った回答をできる限り正確に回答者から引き出せるように，回答の取り方や質問文を十分に検討する。

1　回答の取り方

　質問に対する回答の取り方は，予想される回答内容を回答選択肢としてあらかじめ用意しておくかどうかにより，プリコード回答法と自由回答法[4]の2つに大別される（表8-1）。

1) プリコード回答法とは

　「プリコード」とは，「予想される回答内容を回答選択肢としてあらかじめ用意し，それぞれの回答選択肢に符号（コード）をつけておく」という意味である。したがって，プリコード回答法は，質問文とともに示した回答選択肢のなかから，該当する回答を選んでもらうことになる。具体的には，提示した回答選択肢のなかから「はい」「いいえ」など，複数あるなかから1つを選んで○をつけ答える単

表8-1　自由回答法とプリコード回答法[4]

評価基準	自由回答法	プリコード回答法
①回答のしやすさ	回答しにくく，無回答が多くなる	回答しやすい
②質問の意味の通じやすさ	質問の意味を取り違え，見当違いの回答をする回答者が何人か出る。	回答選択肢が示されているので，質問の意味の取り違えはない。
③回答内容の範囲	自由に回答できるため，予想もしなかった内容の回答が得られることがある。	回答は，提示された回答選択肢の範囲内に限定される。
④質問作成の難しさ	比較的簡単に作成できる。	調査者の意図を網羅する回答選択肢を用意しなければならないので，十分な検討が必要である。
⑤データ解析の難しさ	コーディングに時間がかかる。	コーディングの手間が省ける。データの解析が容易である。

参考文献4)のp.75より。

一回答形式と，「当てはまるものすべてに○をつける」という複数の回答を選択できる複数回答形式がある。複数回答形式には，複数回答選択肢を選び，順位をつける順位回答形式がある。

2) 自由回答法とは

質問文に対する回答を回答者に自由に答えてもらう方法である。自由回答法は，年齢や身長など数値を記入する形式と，意見や感想を自由に書くというような文字を記入する形式に分けられる。

3) 自由回答法とプリコード回答法のどちらにするか

自由回答法とプリコード回答法は，表8-1に示すようにそれぞれに一長一短がある。プリコード回答法は提示された回答選択肢のなかでしか回答できないが，自由回答法は回答者の思うがままの自由な回答が得られる。このため，思いがけない回答が得られる場合があり，研究者にとっては興味深い。しかし，回答者の立場になって考えると，何を書いたらよいのか迷い，答えにくいという欠点がある。また，調査データを解析する際に，回答のコーディングに時間と手間がかかり，しかも無回答が多くなる可能性があるために，調査結果の信頼性が低くなる

という難点がある。

このため，アンケート調査ではもっぱらプリコード回答法が用いられ，回答選択肢以外の予測できない回答を引き出す場合に，自由回答法を使用することが多い。

2 質問文のつくり方

回答の取り方に応じて，質問のつくり方も異なる。プリコード回答法で回答を得る場合には，質問文に加えて回答選択肢を用意する。一方，自由回答法で回答を得るのであれば，質問文と回答を記入するスペースを用意しておく。いずれの回答法にも共通する質問文の作り方は，意図した調査データが収集できるかどうかの検討だけでなく，回答者が不愉快な思いをしたり戸惑ったりすることがないように，言葉の使い方や言い回しなど十分配慮することである[3]。回答者の立場になって質問文をつくることが何よりも重要なことである（p.96〜101の「質問内容の例」参照）。

3 質問文の修正

質問文ができあがったところで，何度も読み返し，不備な点がないかチェックする。必要があれば質問文を修正する。この修正では，文法上の不備だけでなく質問内容そのものを検討し直すことである。ここでは，「質問内容の例」の質問例1〜10をもとに，チェックの視点[5]を示す。

1) 1つの質問で2つ以上の事項（ダブルバーレル）を聞かない

ⅰ 1つの質問に2つ以上の回答可能な内容を含まない

質問例1-1の入院患者に対する「給食サービス」は，「給食係のサービス」とも考えられるし，「給食メニュー」であるとも考えられる。そこで，質問したい内容をあらかじめ用意し，質問例1-2のように具体的な項目をあげた聞き方にすると答えやすくなる。

ⅱ 1つの質問に2つの論点を含まない

質問例2-1では，「勤務体制の改善」には賛成だが，「時間外労働の削減」には

反対という人は，どのようにしたらいいのか困ってしまう。したがって，質問例2-2「現在の勤務体制について」や質問例2-3のように「勤務体制を改善することについて」というように，焦点を絞った質問文にする。

2) 回答者にわかりやすい文章にする
i 回答者にとって馴染みのない専門用語や略語は使用しない

調査対象者には，年齢や性別の違いをはじめとしてさまざまな背景をもつ人々が含まれている。質問例3-1の「日精看・日看協」という略語は，病院の看護職以外の人や看護者のなかでも新人看護者には，それが何であるか理解できないかもしれない。どうしても固有名詞を入れたいときは正式名称にする。一方，質問例7-2のように，「農業協同組合」は「農協」のほうが日常生活のなかで一般的に用いられているため，略語のほうが理解されやすいことがある。

ii 聞きたい内容をわかりやすく表現する

質問例3-2では「日本精神科看護技術協会および日本看護協会が求めている」が強調され，聞きたい内容が定まりにくい。質問例3-3のように聞きたい内容だけを具体的に提示し，答えやすい質問内容にする。

iii あいまいでどのようにでも意味がとれる言葉や表現を避ける

質問例4-1, 4-2は，心の癒すための音楽を聴くことに関しては問題がないように思われるが，質問例4-1は，心の癒しというジャンルの音楽について質問したいのか，心が癒される音楽を聴いたのかどうかの質問なのかわからない。心を癒すために音楽を聴いたかどうか知りたいのであれば，質問例4-2, 4-3のように明確にする。

iv 不必要に多くの否定的な表現を用いない

質問例5-1は極端な例ではあるが，否定の表現が多すぎると，回答者は何を質問されているのかわからなくなる。二重否定文はわかりにくい表現である。質問例5-2でも，「禁煙」することなのか，あるいは「喫煙」なのか，わかりづらい。喫煙者の気持ちを尋ねるのであれば，質問例5-3のほうがスムーズに理解できる。

できる限り自然な質問文にする。

3) 質問の観点やどのような立場で回答するかの条件を示す

　経験や時期などを問う質問では，回答する時点や期間に関する条件を明確にする。質問例4-1の「最近」では，ここ1カ月なのか半年なのかあいまいでわからない。質問例4-2のように「ここ1カ月」などとはっきりと示す。

　また，質問例6-1は「作業療法プログラム」を尋ねているが，プログラムのなかでも「参加したもの」を限定して質問する場合は，質問例6-2のほうが伝わりやすい。質問例7-2，7-3でも，食料品の買い物はいつもはスーパーマーケットで買うが，今あるのはコンビニエンス・ストアで買った，という場合では答えが異なる。食料品によっては買う場所が違ったり，買いものをする人が2人いたりする場合は回答しにくい場合がある。「いつも」というのもあいまいで，回答者によって解釈が違ってくる。購入場所を知りたいだけならば，質問例7-1に選択肢をつけ加えるだけでよい。質問例8-1の場合も，漠然としていて答えにくい。質問8-2「就職に関する悩みごとを相談する場合」のように，また質問例9-1「就職先として病院を選ぶ場合」ように，どのような観点から回答するかをはっきりさせるための条件を示す。

4) 回答者を誘導するような文章は避ける

　一般に質問例2-1のように，「○○○に賛成ですか」で終わる質問をした場合，その内容にかかわらず，何でも「はい」と答えるか「いいえ」と答える傾向が指摘されている。このような傾向を誘発する質問になっていないかどうかチェックする必要がある。また，影響力の強い固有名詞やイメージによっても回答が異なることがあるので注意する。質問例3-2の「日本精神科看護技術協会および日本看護協会」という団体名を記載することは，「賛成」へと誘導する効果が少なからずある。質問2-1の「勤務体制を改善する」「時間外労働を削減する」という質問も，答える人によっては「改善ではなく改悪ではないか」「時間外手当の削減ではないか」などの反感をかうおそれがある。回答者に不快感を与えていないかを十分に検討する。

5) 濾過式質問を活用する

1つの事柄に対し，ある特定の回答をした人を対象にその理由や状況を聞きたい場合は，質問例4-2，4-3のように2つの質問を組み合わせて質問する方法を用いる。このような質問は，質問内容に関係のある人を限定することができ，回答結果の信頼性も高くなる。また，回答する側によっても焦点が絞られるので回答しやすくなる。重要なのは，短い文章で的を射た表現方法を用いることである。

以上の内容をもとに，次では，大学生を対象にした介護に関する意識調査をもとに，調査用紙の内容を検討してみる。

質問内容の例

質問例1 （入院患者を対象にした病院給食に関する項目）

---

1. 当院の給食サービスはいかがですか
   1. 非常によい　　2. よい　　3. 普通　　4. 悪い　　5. 非常に悪い

2. 当院の給食係の対応，治療食の説明内容，メニューの豊富さ，食事の盛りつけ，食事の味付けについてどう思われますか。それぞれの項目について，あてはまると思われるところを1つ選び，その番号に○をつけて下さい。

	非常に よい	よい	普通	悪い	非常に 悪い	わから ない
1) 給食係の対応	1	2	3	4	5	6
2) 治療食の説明内容	1	2	3	4	5	6
3) メニューの豊富さ	1	2	3	4	5	6
4) 食事の盛りつけ	1	2	3	4	5	6
5) 食事の味付け	1	2	3	4	5	6

| 質問例2 | （看護職員を対象にした勤務体制に関するアンケート） |

1. あなたは，現在の勤務体制を改善し，時間外労働を削減することに賛成ですか。
　　1．はい　　　　　　　　2．いいえ　　　　　　　3．わからない

2. あなたは，現在の勤務体制についてどう思われますか。
　　1．現状のままでよい　　2．何らかの改善が必要である　3．わからない

3. あなたは，現在の勤務体制を改善することについてどう思われますか。
　　1．改善すべきである　　2．現在のままでよい　3．改善する必要はない
　　4．わからない

| 質問例3 | （精神病院の勤務者を対象にした看護婦の配置基準に対する質問） |

1. あなたは，日精看・日看協が求めている看護婦の配置基準についてどのように思われますか。
　　1．賛成である　　　2．反対である　　　　　3．わからない

2. 日本精神科看護技術協会および日本看護協会が求めている「看護婦の配置基準」について，あなたはどのようにお考えですか。
　　1．賛成である　　2．どちらともいえない　　3．反対である
　　4．わからない

3. 「精神病院での看護婦の配置基準を3：1にする」について，あなたはどう思われますか。
（回答選択肢例1）
　　1．賛成である　　2．どちらともいえない　　3．反対である
　　4．わからない
（回答選択肢例2）
　　1．大いに賛成　　2．どちらかといえば賛成　3．どちらかといえば反対
　　4．絶対に反対　　5．わからない

質問例4　**（病院内音楽鑑賞会に参加した患者に対する質問）**

1. あなたは，最近，心を癒すための音楽をよく聴きますか。
    1. よく聴く　　2. ときどき聴く　　3. 滅多に聴かない
    4. まったく聴かない

2. あなたは，ここ1カ月のあいだ，心を癒すために音楽を聴きましたか。
    1. 聴いた　　2. 聴かなかった

3. 2の質問で「聴いた」という方にお聞きします。何回ぐらい聴かれましたか。また，音楽の種類（例：クラシック，流行歌，ポップス，演歌，ロック，ジャズ等）についてお書き下さい。
    1. 回数
    2. 種類

質問例5　**（外来の喫煙患者を対象にした禁煙に関する調査項目）**

1. あなたは，禁煙の表示のない部屋で，タバコを吸わないことに賛成ですか。
    1. 賛成　　　2. 反対　　　3. わからない

2. あなたは，禁煙の部屋でなくても人がいるときには，自発的に禁煙することについて，どう思いますか。
    1. 賛成　　　2. 反対　　　3. その場の状況による　　　4. わからない

3. 人のいる部屋（禁煙表示はない）で喫煙したくなったとき，あなたはどうしますか。
    1. タバコを吸う　　　2. ある程度がまんするが本数を減らして吸う
    3. がまんする　　　　4. わからない

質問例6　（入院患者を対象にした作業療法プログラムの参加に関する質問）

1. 次にあげる院内クラブ活動のうち，最近興味や関心のあるものを選び，その番号すべてに○をつけて下さい。
　　1. 園芸　　2. 絵画　　3. 木工　　4. 陶芸　　5. 書道
　　6. 茶道　　7. 華道　　8. 手芸　　9. 工芸　　10. 音楽
　　11. 読書会　12. ダンス　13. スポーツ　14. ワープロ・パソコン
　　15. その他（　　　　　　　　　　　）

2. 次にあげる院内クラブ活動のうち，この1カ月間で参加されたものを選び，その番号すべてに○をつけて下さい。
　　1. 園芸　　2. 絵画　　3. 木工　　4. 陶芸　　5. 書道
　　6. 茶道　　7. 華道　　8. 手芸　　9. 工芸　　10. 音楽
　　11. 読書会　12. ダンス　13. スポーツ　14. ワープロ・パソコン
　　15. その他（　　　　　　　　　　　）

質問例7　（外来患者を対象にした地域社会での買い物に関する項目）

1. あなたは，食料品の買い物はどこでしますか。

2. いつも食料品の買い物をしている方にお聞きします。あなたは，食料品の買い物はどこでしましたか。
　　1. スーパーマーケット　　2. コンビニエンスストア　　3. 米屋
　　4. 自動販売機　　5. 農業協同組合　　6. 生産者からの協同購入
　　7. その他（　　　　　　　　　　　）

3. いつも食料品を購入している方にお聞きします。あなたは，いつもどこで食料品を買いますか。
　　1. スーパーマーケット　　2. コンビニエンスストア　　3. 米屋
　　4. 自動販売機　　5. 農業協同組合　　6. 生産者からの協同購入
　　7. その他（　　　　　　　　　　　）

質問例8 （外来患者を対象にした就労相談に関する項目）

1. 就職に関する悩みごとを誰に相談しますか。

2. 就職に関する悩みごとを相談する場合，最も相談しやすいのは誰だと思いますか。次にあげる人の中から1人だけ選んで，その番号に○をつけて下さい。
　　1. 父親　　2. 母親　　3. 兄弟姉妹　　4. 主治医　　5. 看護者
　　6. 医療相談ワーカー（PSW）　　7. 心理相談員　　8. 作業療法士（OT）
　　9. 患者仲間　　10. 相談できる人はいない
　　11. その他（　　　　　　　　　　　）

質問例9 （精神科の就職を希望する看護学生を対象にした病院選択に関する質問）

1. 就職先として病院を選ぶ場合，あなたは次にあげる項目の中でどれを重視しますか。重視する項目を2つ選び，その番号を回答記入欄に記入して下さい。
　　1. 看護の姿勢　　2. 規模　　3. 労働条件　　4. 厚生施設　　5. 給料
　　6. 知名度　　7. 看護体制　　8. 病院・看護部のビジョン　　9. チームワーク
　　10. 卒後教育内容　　11. 出身校先輩の有無　　12. 通勤時間
　　13. 学会や研修会など参加の有無　　14. 昇格の可能性
　　15. その他（　　　　　）
　　　　　　　　　　　　　　　　回答記入欄

質問例10　(新任看護者を対象にした職場の先輩とのつきあい方に関する質問)

1. あなたは，何の予定もない日に，勤務場所の先輩から仕事とは関係なく，個人的に食事にいくことを誘われたらどうしますか。
　　1. 食事にいく　　　　2. 断る
　　　　↓
　　　　→「1. 食事にいく」とお答えの方だけにお聞きします。

2. 学生時代の友人（同性）から急に「食事にいかない？」と誘いの電話が入ったとき，どうしますか。
　　1. 食事にいく　　　　2. 断る

3. 職場の先輩と同時に同僚に「食事にいかない？」と誘われたときはどうしますか。
　　1. 先輩と食事にいく　　2. 同僚と食事にいく　　3. どちらも断る

4. 先輩に「食事にいく」といったあとで，あこがれている人から食事の誘いの電話が入ったらどうしますか。
　　1. 先輩と食事にいく　　2. あこがれている人と食事にいく

II　プレテスト

1　プレテストの方法

　介護に関する意識調査として，社会的態度に関する項目から一般的関心，家庭での体制，第三者への抵抗，社会的救済，親の面倒，自分の面倒の5項目を抽出し，大学生が考える世間一般の評価と自分自身の評価を組み合わせ，3段階表記で記述する質問用紙（表8-2）を作成した。調査対象外の学生20名にプレテストを行った。プレテストの標本数は，調査対象者の数がある程度多いほうがよいが，一般的には20から30程度あればよい。プレテストは，調査票の不備や調査にかかる時間，回答者への負担や影響などを把握することができるばかりでなく，本調査の標本数を決定するのに必要な情報が得られるため少なくとも1回は実施する。

2 プレテストの結果

サンプル1（表8-2）のプレテストの結果，次の事項が明らかになった。
① 在宅医療と在宅福祉の違いがわからず答えにくい。一般的関心とは誰の関心を指しているかわかりづらい。
② 一般的な家庭とは，家族のことなのか，あるいは世間一般の考えのことかわかりにくい。
③ 社会的犠牲とは何か。
④ 親の面倒とは，経済的なことなのか病気になったときのことなのかわかりにくい。

表8-2　サンプル1

```
1. 在宅医療や福祉に関する一般的関心については
     1．高い　2．大体高い　3．どちらともいえない　4．やや低い　　5．低い
   ＊さて，あなたの場合はどうですか
     1．高い　2．大体高い　3．どちらともいえない　4．やや低い　　5．低い
2. 一般的な家庭では，いざという時の体制づくりや話し合いが出来ていると思いますか。
     1．出来ている　2．大体出来ている　3．どちらともいえない　4．あまり出来ていない
     5．出来ていない
   ＊さて，あなたのご家庭ではどうですか
     1．出来ている　2．大体出来ている　3．どちらともいえない　4．あまり出来ていない
     5．出来ていない
3. いざというとき，現実にはおおかたの人々は社会的犠牲を払うと思いますか。
     1．思う　2．大体思う　3．どちらともいえない　4．あまり思わない　5．思わない
   ＊さて，あなた自身の場合はどうですか
     1．思う　2．大体思う　3．どちらともいえない　4．あまり思わない　5．思わない
4. 世間一般の人は，親の面倒は子がみるべきだという考えだと思いますか
     1．思う　2．大体思う　3．どちらともいえない　4．やや思わない　5．思わない
   ＊さて，あなた自身はどう思いますか
     1．思う　2．大体思う　3．どちらともいえない　4．やや思わない　5．思わない
5. 世間一般の人は，面倒をかける身になったとき，誰に世話になりたいと思っていますか
     1．子や近親者に限る　2．大体子や近親者にみてもらう　3．どちらともいえない
     4．できれば他人にみてもらいたい　5．他人に頼りたい
   ＊さて，あなた自身はどうしますか
     1．子や近親者に限る　2．大体子や近親者にみてもらう　3．どちらともいえない
     4．できれば他人にみてもらいたい　5．他人に頼りたい
```

⑤ 「面倒をかける身になる」「世話」という表現は，嫌な印象を与える。

3 調査用紙の修正

サンプル1のプレテストの結果をもとに，サンプル2（表8-3）のように修正し，再度，別の学生にプレテストを行った。その結果，次のような意見が出された。
① 「在宅医療（看護）」と「在宅福祉（介護）」は，一般学生にはわかりづらい。
② 「いざというとき」というのは，どんなときのことをいうのか。

表8-3 サンプル2

---

1. 在宅医療（看護）や在宅福祉（介護）に関する我が国の一般的関心について。
    1. 高い 2. 大体高い 3. どちらともいえない 4. やや低い 5. 低い
    ＊さて，あなたの場合はどうですか
    1. 高い 2. 大体高い 3. どちらともいえない 4. やや低い 5. 低い
2. 世間一般では，家庭ではいざという時の体制づくりや話し合いが出来ていると思いますか。
    1. 出来ている 2. 大体出来ている 3. どちらともいえない 4. あまり出来ていない
    5. 出来ていない
    ＊さて，あなたのご家庭ではどうですか
    1. 出来ている 2. 大体出来ている 3. どちらともいえない 4. あまり出来ていない
    5. 出来ていない
3. いざというとき，現実にはおおかたの人々（家族）は休職したり，休学したりするような社会的犠牲を払わざるを得ないと思いますか。
    1. 思う 2. 大体思う 3. どちらともいえない 4. あまり思わない 5. 思わない
    ＊さて，あなた自身の場合はどうですか
    1. 思う 2. 大体思う 3. どちらともいえない 4. あまり思わない 5. 思わない
4. 世間一般の人は，親の面倒（看護・介護）は子がみるべきだという考えだと思いますか
    1. 思う 2. 大体思う 3. どちらともいえない 4. あまり思わない 5. 思わない
    ＊さて，あなた自身はどう思いますか
    1. 思う 2. 大体思う 3. どちらともいえない 4. あまり思わない 5. 思わない
5. 世間一般の人は，面倒（看護・介護）を受ける身になったとき，誰に世話をしてもらいたいと思っていますか
    1. 子や近親者に限る 2. 大体子や近親者にみてもらう 3. どちらともいえない
    4. できれば他人にみてもらいたい 5. 他人に頼りたい
    ＊さて，あなた自身はどうしますか
    1. 子や近親者に限る 2. 大体子や近親者にみてもらう 3. どちらともいえない
    4. できれば他人にみてもらいたい 5. 他人に頼りたい

③ 「休職」や「休学」が何を意味しているのか，わかりにくい。
④ 「親の面倒（看護・介護）」は親の状況によるため，答えるのが難しい。
⑤ 「面倒を受ける（看護・介護）身になる」という表現はわかりづらい。

4　調査用紙の再修正

サンプル2の結果をさらに修正し，サンプル3（表8-4）を作成した。サンプル

表8-4　サンプル3

1. 在宅医療や福祉サービスに関する我が国の一般的関心は，どの程度だと思いますか。
    1．高い　2．大体高い　3．どちらともいえない　4．やや低い　5．低い
    ＊さて，あなたの場合はどうですか
    1．高い　2．大体高い　3．どちらともいえない　4．やや低い　5．低い
2. 一般の家庭では，家族に病人がでた時の話し合いや対応は出来ていると思いますか。
    1．出来ている　2．大体出来ている　3．どちらともいえない　4．あまり出来ていない
    5．出来ていない
    ＊さて，あなたのご家庭ではどうですか
    1．出来ている　2．大体出来ている　3．どちらともいえない　4．あまり出来ていない
    5．出来ていない
3. 家族が倒れたとき，退職や休職など行って家族が介護に専念するについて，おおかたの人の反応はどのようだと思いますか。
    1．その通りだと思う　2．大体その通りだと思う　3．どちらともいえない
    4．あまり感心しない　5．感心しない
    ＊さて，あなた自身の場合はどうですか
    1．その通りだと思う　2．大体その通りだと思う　3．どちらともいえない
    4．あまり感心しない　5．感心しない
4. 「親の面倒は子がみるべき」という考え方は，世間一般の人々の考え方だと思いますか。
    1．思う　2．大体思う　3．どちらともいえない　4．あまり思わない　5．思わない
    ＊さて，あなた自身はどう思いますか
    1．思う　2．大体思う　3．どちらともいえない　4．やや思わない　5．思わない
5. 自分が病気になり介護を受ける側になったとき，世間一般では誰に面倒をみてもらうのが良いと思われていますか。
    1．子や近親者に限る　2．大体子や近親者にみてもらう　3．どちらともいえない
    4．できれば他人にみてもらいたい　5．他人に頼りたい
    ＊さて，あなた自身はどうしますか
    1．子や近親者に限る　2．大体子や近親者にみてもらう　3．どちらともいえない
    4．できれば他人にみてもらいたい　5．他人に頼りたい

3を作成することにより，何を質問したのか，徐々に明らかになっていくのである。

調査研究では，質問紙の作成が最も重要である。妥当性のある質問紙を作成するには，プレテストは欠かせないステップである。また，質問項目が研究目的に沿っているかどうか，複数の専門家の意見を聞くのも良い方法である。

III 実　　施

1　実施の準備

調査の実施準備として，回答者の協力を得られるように，①調査の目的・方法，②回答者になっていただいた理由，③調査の実施期間，④回収方法，⑤回答内容の秘密の厳守の約束を記載した文章と，調査依頼の挨拶文を用意する。調査の挨拶は，表8-5のように調査協力依頼状を作成し，事前に説明に出向いたり郵送したりするなどで了承を得ておくこともある。回答者にとっては，事前に何らかの連絡があったほうが心の準備ができるため，協力が得られやすい。アンケート用紙だけをいきなり郵送し，答えてもらうような依頼方法は，相手に対して失礼であり不快感を伴うものである。

2　実　　施

郵送の場合は，調査員が回答者に出会うことはないが，すべての回答者を一堂に集め，同一の条件のもとで調査する際には，調査票の表紙に挨拶文を掲載し，調査員はこの文章に沿って挨拶を述べる。調査目的・方法などを説明した後，同意が得られた対象者のみ回答をいただく。回収時は箱を用意し出入口などに設置し，回答者の人物がわからないように配慮する。

3　実　施　後

実施後は，回答者に調査協力の謝礼を述べるとともに，粗品を渡すこともある。一般的には，シャープペンやボールペンなどの文具を渡すことが多いが，調査時に配布し調査票の記入後に持ち帰ってもらうように説明するとスマートである。継続的に調査する場合や大がかりな調査内容である場合は，テレフォンカードや

表8-5 調査依頼の挨拶文（例）

所属　_____
研究代表者名　_____

　　　　　大学生の介護意識に関する調査へのご協力のお願い

　私たちは，在宅看護や在宅介護に関する意識について，ケアを受ける側とケアを提供する側の両面より検討しております。今回は，在宅看護および介護について，大学生の皆様がどのようなご意見をお持ちなのか，直接伺いたく質問紙を作成しました。
　授業後，恐縮ですが，下記の日程で調査を行います。調査票にご回答いただけますよう，よろしくお願いいたします。
　なお，お答えいただいた結果は，数量的に処理いたしますのでご迷惑をおかけすることはありません。また，研究以外にデータを活用することはありませんのでご了承下さいませ。率直なご意見をお聞かせ下さい。

　　　　　　　　　　　　　　記

1. 調査日
　○月○日授業終了後，○○講義室で行います。所要時間は10分程度です。
2. 回収方法
　お答えいただいた調査票は，講義室出入口の回収箱に入れて下さい。

図書券などを謝礼として手渡すことがある。しかし，こういった金券を謝礼として手渡す場合は，回答者の立場によっては受け取れないことがあるので，事前に了承を得ることが必要である[1]。

　本章を終えるにあたって，次のことを再度確認していただきたい。調査票の作成において最も重要なことは，回答者の協力を得てはじめて調査が可能になるということである。したがって，回答者の立場になって質問紙を作成し，誠意をもって接することである。

◆引用・参考文献
1) 黒田裕子：黒田裕子の看護研究 step by step. 学習研究社，東京，p.76, 1997.
2) Polit, D.F., Hungler, B.P.（近藤潤子監訳）：看護研究－原理と方法. 医学書院，東京，p.179, 1994.
3) 高橋順一，渡辺文夫，大渕憲一編：人間科学－研究法ハンドブック. ナカニシヤ出版，京都，1998.
4) 辻新六，有馬昌宏：アンケート調査の方法－実践ノウハウとパソコン支援. 朝倉書店，東京，p.73-80, 1987.
5) 辻新六，有馬昌宏：前掲書. p.84-93, 1987.

（名古屋市立大学看護学部　　多喜田　恵子）

9章 研究の説明

I 許　可

1 研究への許可の必要性

　実験的な研究や調査的な研究などに限らずすべての研究については，研究の開始から終了まで，さらに研究の終了後についても，目的や方法が十分に吟味されることが必要である。そして，十分に吟味された後，問題を含んでいない研究として認められて実施すべきである。ここで，人権を侵害する可能性がある場合や危害が生ずる可能性がある場合は研究を行うことがあってはならない。そのようなことが生じないために，研究者自身が十分に倫理的な諸問題や危惧される状況，研究を実施するうえで使用するさまざまな資源などについて，さまざまな角度から検討しておくことが必要であり，さらに第三者的な検討を導入することや，それらの機会を保証しておくことが必要である（倫理的な諸問題については11章を参照）。

　内容，方法，対象などによって異なるが，看護研究をしていくうえで，以下のような場合に許可が必要になる。

① 研究でなんらかの責務や承諾を得なければならないことが発生する。
② 研究でなんらかの責務や人権の侵害や危害が発生するおそれがある。
③ 研究として認められるかどうか判断が必要である。

①の場合は，どのような責任関係があるかで，誰がどのような許可をするのか比較的明確な場合が多い。

　主に組織上の許可として，病院のなかで入院患者を対象にしたり，構造物や職員を対象にしたりして研究が行われる場合には，施設責任者である病院長に何らかの問題が発生した場合の最終的な責任がある。看護研究がどのような形態で実施されるかにもよるが，通常業務内で上司からの指示のもとに実施される場合は，監督責任を委譲されている上司が許可をしていると認められる。院内の看護研究研修として通常行われる看護研究は，これらの場合が当てはまる。病棟内で行われる研究は，婦長や看護部長を通じ病院長に報告されることになる。また，看護研究を行おうとする場が，1つの看護単位を超え，他の病棟や外来などに及ぶ場合は，当然に当該部署の監督責任者の許可も必要となる。また，研究のために施設の設備を使用する場合や，電源や水など施設の資源，消耗品などを使用する場合は，所属部署の責任者を通じて，施設責任者の許可が必要となる。

　さらに患者を対象とする場合には，患者本人の研究への承諾や家族などの許可が必要になることはいうまでもない。患者が対象になる看護研究においても，病棟全体に監督責任ある所属の婦長などの許可が必要である。看護研究を実施するために，通常のケア提供がおろそかになったり，支障が出ることがないように，婦長などの事前の調整も必要になるためである。また，患者を直接対象としない場合でも，患者に関する情報を収集する場合や，それらをまとめたり研究の成果を発表する場合などは，許可が必要になると考えられる。

　施設外の地域で看護研究が行われる場合には，その地域の首長などの許可が必要な場合も発生する。もちろん，地域住民が対象となる場合は，承諾や許可が必要になる。

　②の場合は，安全性が確立されていないような研究において，あらかじめ発生するかもしれない不測の事態に備えての許可を得ておく場合となる。治験薬などの研究を行う場合，それらの副作用の出現は最大限に防止されるように努力されるが，治験の段階では，副作用の出現がゼロであるとは断定しにくく，その可能性は数％に及ぶ場合や，時として重篤なものとなることもある。「医薬品の臨床試験の実施に関する省令」では，医療関係者として看護の役割を定めており，協力体制のもとに責任の重要さがいわれている。看護職が独自で，患者に重篤な危

害の発生する研究を計画することは非常にまれであると一般的に考えられがちであるが，例えば新しい看護用具の工夫や，病棟内での表示を工夫して患者の反応を研究するなどでは，患者を対象にする前に十分安全性を確認しなければならない。もしも研究の参加者に危害が及ぶおそれがある場合は，これらは事前に説明し，承諾のもとに許可を受けなければならない。地域で行う疫学的研究[2]でも個人の情報が漏れるおそれがあることがいわれており，研究の対象となる地域の代表者などへの十分な説明と承諾を得ることが必要とされている。

③の場合は，最近では代表的な例として遺伝子操作に関するものや，人工授精に関するものなどがあげられる。病棟での臨床研究などでは現在のところなじみが少ない分野ではあるが，将来的には盛んに行われるようになることも予想される。研究者らや当事者だけではその研究自体が実施されてもよいものであるのかどうか判断ができない場合や，また内容によっては特定の組織に研究申請を提出し，あらかじめ許可を受けなければならない手続きが決められているものもある。これらは，専門家集団が，社会情勢や倫理的な判断，一般的なコンセンサスの状況，将来への危険性などを総合的に判断して研究への許可が出されるような，組織的な研究への妥当性を判断できるように努力されている。

2 許可の方法について

1) 具体性の確保

研究の許可を得ようとする側と許可しようとする側双方にとって，許可の内容を具体的に明示しておくことが必要である。具体的には以下のような内容で，書面による。

・許可の申請者（研究主責任者，研究分担者，共同研究者など）
・研究の目的やねらい
・研究の方法
・許可を受けたい内容（許可する内容）
・許可が必要な期間
・研究で使われる資源，費用など
・予測される具体的危惧とその防止方法など
・研究成果の公表方法

・許可を与える者(許可する権限をもつ者,組織など)
・許可を得た年月日
・(許可番号)

2) 公明性の確保

研究の実施について検討する際に,利害関係や事前の予断などをはさまずに検討することが必要である。そのため現在では,国や研究機関,病院や大学などに,公的な検討のための組織が構組されるようになってきた。これらの審議会などの検討過程は,原則として公開されることが望ましいが,研究という独創性を必要とする性質上,公開の程度にさまざまな段階がある。国の審議会の内容などは現在ではインターネット上でも公開されるようになってきたが,各機関の委員会での審議内容などは組織外の人間の目に触れることはほとんどない。

小規模な病院などでの臨床看護研究で,専門の審査委員会がない場合でも,研究計画書を看護教育委員会や看護部または研究推進のための委員など複数の人たちや階層で,倫理的な問題の有無について研究の実施前に十分検討しておくことが望まれる。日本看護協会では,「看護研究における倫理的配慮に関する提言」[4]において,審査のための機構や委員会の設置,研究倫理に関するガイドラインをもつこと,教育指導体制を充実させることなどで公正に倫理的配慮がなされるべきであること,としている。

II 協力依頼

看護研究が研究としての許可を受け実施に踏み切る段になると,単独の場合を除き,対象者をはじめ関係機関,関係者に研究への協力依頼をし,協力の承諾が得られて実施することになる。看護職者が実施する看護研究について,被験者の人権,研究者自身の人権,さらに研究協力者らの人権が擁護される必要があり,とりわけ患者保護の優先から,協力を拒否したことからケアの質に影響を受けることがないようにされなければならない[5]。そのため,協力への依頼については,研究の内容が十分理解されているか,自由な意志に基づいて承諾が得られたかなどについて,研究者らが十分に配慮しなければならない。以下に依頼をする対象

別に分けて述べる。

1 研究対象としての患者への依頼

患者を研究の対象として協力を依頼する場合には，研究の意味を理解して同意することが難しい対象と，自分の自由意志で決断することが難しい対象がある（表9-1）[5]。表9-1のように，子どもや高齢者，精神発達遅滞者，意識障害者，薬剤によって鎮静化されている人，精神障害者など知的に理解するのが困難であったり，患者，学生，福祉に依存している人など，研究者らと利害関係がある人，さらに囚人や軍人など報酬が大きな意味をもつ人，普段に指示に従うように訓練されている人などが当てはまる。また黒田[3]は，救急車で運び込まれた外来患者の家族への研究において，状況的な困難さを指摘している。通常は自由に判断可能であっても一時的に判断が不可能である場合や，研究の状況下では協力を依頼することに倫理的な問題がある場合は，それらの状況が解決するまで待ち，その後に協力への依頼をすることになる。

以上のように，対象や状況への適切な選択や配慮を十分行った後，書面で依頼する。その場合に，研究についての十分な説明と返答への保証が確保されている必要がある。

研究対象としての患者から研究への承諾を得ようとするときのプロセスの手始めとして，以上のような依頼する場合に使用する手続きを作成することが勧めら

表9-1 特別な配慮を必要とする研究対象[5]

1）研究の意味を理解して同意することが難しい対象 　○子ども（胎児・乳幼児を含む） 　○高齢者 　○死に直面している人 　○精神を病む人・精神発達障害者 　○意識障害のある人・鎮静化された人 2）自分の自由意志で決断することが難しい対象 　○患者・学生 　○福祉に依存している貧しい人 　○囚人・軍人

表9-2 看護研究依頼手続き

- 日時や目的を記述した研究への参加依頼
- 研究の意義
- なぜその対象が選ばれたのかという理由説明
- 研究全体の方法や続き，協力を依頼したい部分の内容
- 対象者に依頼する内容の実施についての具体的な日時，場所，回数，手順
- 研究に伴って体験する可能性のある不快感や不自由さ
- 予測される危険性や利益
- 協力者は協力を承諾したあとでも協力を拒否することができ，拒否をした後で何らかの不利益を被ることがないことへの保証
- 協力者のプライバシーは保護されることへの保証
- 報酬や何らかの見返りがある場合はそれらについて
- 研究者らへの連絡方法
- 不測の事態や予期しない結果への検討・協議方法

参考文献1）を筆者が改変

れる。そのための説明事項として，表9-2のようなものがある。

さらに，研究に協力するうえでの注意事項の説明や，不利益への対処方法の指導などが実施されることが望ましい。例えば，前日に寝つかれないようなことがあったら，病棟の看護婦へはこの研究は十分説明してあるので，眠るための援助をあまり躊躇せず申し出てほしい旨などの十分な配慮が望ましい。

以上の項目が含まれた説明をし，判断を考慮するための時間をとり承諾を得られるなら，これまでの内容を含め，書面に表9-3のような事柄を明示しておく。

表9-3 承諾を得るための明示事項

- 説明を受けた人の氏名，承諾者名（協力者との関係）
- 実際に研究に協力する人の氏名
- 説明を受けた場所や日時，説明者氏名
- 協力依頼に同意する内容
- その他の付帯条件

これらの書面は，研究者と協力者双方で1通ずつを保管する。

2 関係組織や機関への依頼

　看護部に所属する看護婦全員を対象とする大きな規模での調査や，研究者らと違う所属機関の人たちを対象とする場合などでは，組織的な依頼をすることが必要になる。研究者らが施設や組織に所属していれば，その所属組織からの依頼となる。研究者がどこかの組織に所属せず単独で研究を行う場合は，直接研究者が，対象とする組織の責任者へ依頼をすることになる。一般的には看護部長や総婦長である。研究者らが病院で働く看護婦である場合は，所属する組織の責任者から依頼をする。互いに組織的な責任関係を明確にさせると，表9-4のような利点がある。

　したがって，研究依頼をされた看護臨床や対象となった組織の責任者は，倫理的な問題を検討し，さらに対象となる看護婦の業務などの調整をする必要が生じるが，可能な範囲で協力し，臨床での教育的な機会として活用することが望まれる。

表9-4　組織依頼の利点

○研究者にとっては，大規模な研究対象を得られること
○研究に対象を含めた組織を活用できること 　　　対象者への研究への協力依頼を一括してできる 　　　組織的なデータの収集ができる 　　　対象者らへの細かな業務調整や配慮をすることができる
○フィールドとして引き受ける側は，臨床の看護婦が研究方法などを学ぶ機会にすることができる
○研究の成果を臨床で取り入れ看護の質を上げることができる可能性がある

3 "アンケート"などへの協力依頼

　看護研究では，看護の成果を把握したり，看護婦の業務を分析したり，さまざまにいわゆる"アンケート方式"の研究が行われる。これは，個人の考えや態度，個人的な生活習慣など，まさにプライバシーそのものを調査対象とするといっても過言ではなく，プライバシーの保護が最優先に図られなければならない。研究の方法にもどのようにプライバシー保護の対策がとられるのかが明示され，対象者にはアンケートの目的や，分析の方法，発表の機会，研究終了後の保管や処分

表9-5 アンケート実施の際の留意点

○不必要な内容については質問しない
○アンケートを依頼されていることが他の人に知られない
○アンケートに答えていることが必要以上に知られない
○アンケートに答えているときに人から覗かれたり，みられたりしない
○回収や集計中に回答した人が特定されない
○研究が発表されたときに回答した人が特定されない
○研究終了後に回答者が特定されない

についても明示されていることが望ましい．それらが十分説明され，疑問が残らないように納得が得られたうえで実施する必要がある．アンケートでは紙面で承諾を得る必要がなく，答える自由が保障されていれば，アンケートに答えることが一応の承諾と考えてもよい．したがって，協力が得られやすいアンケートの作成や，対象者に負担の少ない実施方法の検討が必要である．その際に，表9-5に掲げた点について留意する．

4　職場の同僚や上司への依頼

　共同研究者や研究分担者の役割については，研究計画時に互いに振り分け，研究を開始するのが一般的な手続きである．しかし，病棟などの臨床では，同僚や上司の役割についてまで明確になっていることはあまりみられない．業務を一緒にする同僚であるばかりでなく，データの収集者であったり，研究をするうえで重要な役割をもったりする場合も少なくないため，研究開始時に研究計画の全容を所属病棟などで公にし，広く研究遂行への依頼をしておくことが必要である．同僚との間では，勤務を代わってもらうことや，業務を調整する必要があるなど，また上司には研究を全般的に指導してもらうことや，困ったとき行き詰まったときなどに支援してくれるように，あらかじめ依頼しておくと，いざそのような事態になったときに協力を期待できる．さらに，第三者として途中での成果を評価してもらう評価者になってもらうことや，発表練習時の聴衆になってもらうなども，同僚の役割として活用できる．

◆引用・参考文献
1) Verhonick, P.J.（西垣克監訳）：看護研究のすすめ方．医歯薬出版，東京，p.79，1988．
2) 稲葉裕他：健康情報収集・利用に際しての倫理問題に関する日本疫学会会員の意識調査．日本疫学会，東京，1996．
3) 黒田裕子：看護研究　スタッフを指導するために．看護管理シリーズ8，日本看護協会出版会，東京，1996．
4) 日本看護協会学会検討委員会：看護研究における倫理的配慮に関する提言．看護47（2）；171-175，1995．
5) 佐藤蓉子：看護研究に必要な倫理的配慮．小西編：看護研究へのアクセス．廣川書店，東京，p.43，1997．

（三重県立看護大学看護学部　　藤本　幸三）

10章 データの分析

I 統計的データの分析

1 量的データと質的データ

　情報を数字で表した統計的データは，身長・体重・血糖値などの量的データと，性別・学歴・血液型などの属性や性質を示す質的データに大別される。量的データは必ず測定単位を伴い，「平均値を求める」などの計算によっていろいろな意味を見出すことができる。人数や事故発生数などの整数値を示す離散データと，身長・体重などの連続的データに分けられる。

　質的データをその属性に応じてコード化（コーディング）すると（例：男性＝1，女性＝2），みたところ量的データのように数字になるが，これは計算をしても意味がない。反対に量的データである体重測定値を階級に分けてカテゴリー化（カテゴライズ）すると，「やせている」「普通」「太っている」と表すことができ，質的データに変換される。

2 データの尺度

　データに何らかの数値を対応させる基準が尺度である。質的データで各カテゴリーの間に「やせている」「普通」「太っている」などの順序があれば順序尺度といい，血液型のように順序がない場合を名義尺度という。量的データで身長や体重測定値のように0が「無」を意味する比例尺度には，負の値は存在しない。温度のように負の値があり，0が相対的な基準である場合を間隔尺度という。

3 記述統計

記述統計は，調査や実験によって得られたデータの位置や広がりを整理する初歩的な処理方法である。

1) 度数分布

質的データは各カテゴリー別の人数（度数）をまとめ，全体に占める割合（相対度数）を求める。表10-1は対象者30名に同胞の数を調査して度数分布にまとめたもので，度数と相対度数をグラフ化した（図10-1，図10-2）。何を強調するかによってグラフを選ぶとよい。連続データの場合はカテゴライズして質的データに変換する。一定間隔で階級を区分し，境界値は以上〜未満とする。連続する

表10-1 同胞の数の度数分布

	人数（度数）	割合（相対度数）
本人のみ	6	20.0
2人	13	43.3
3人	7	23.3
4人	2	6.7
5人以上	2	6.7
合計	30	100.0

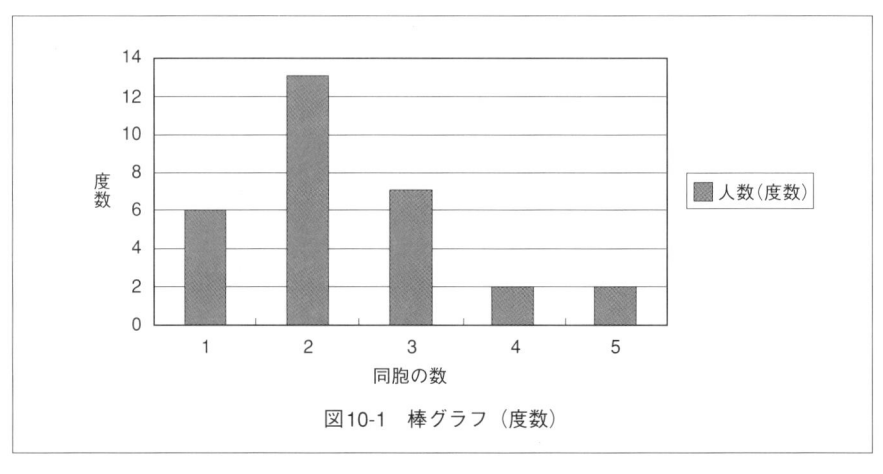

図10-1 棒グラフ（度数）

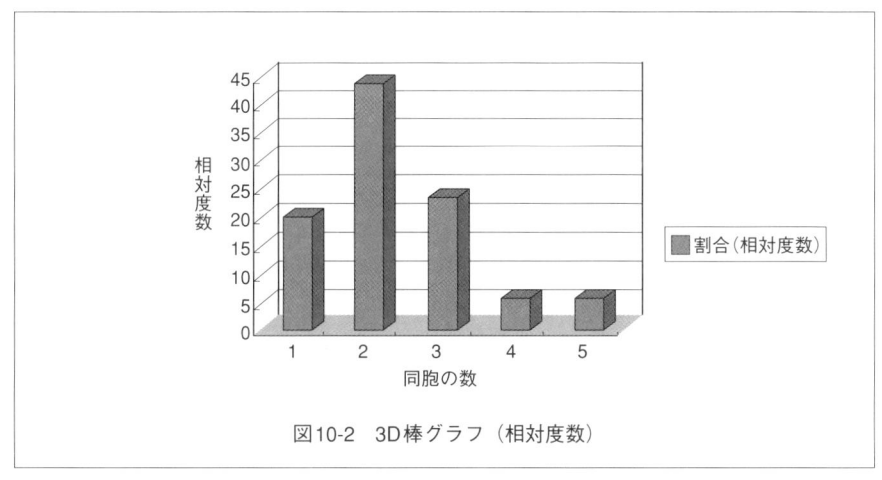

図10-2 3D棒グラフ（相対度数）

数値なので棒の間に間隔を空けない棒グラフ（ヒストグラム）や，相対度数を折れ線グラフで表す（度数分布曲線）。各階級の度数（相対度数）を階級が進むごとに足して累積度数（相対度数）を求めることができる。

2) 代表値

平均値（mean）は代表値として使用されることが最も多く，n個のデータの総量をn個に等しく配分した値である。例えば，身長150cm，155cm，160cm，162cm，170cmの5人の平均身長は，159.4cmである（計算：$(150+155+160+162+170)/5=159.4$）。

データを大きさの順番に並べて真ん中に位置する値を中央値（median）という。データ数（n）が奇数の場合，$(n+1)/2$番目である。上記の例ではデータ数が5なので，3番目の160cmが中央値である（計算：$(5+1)/2=3$）。偶数の場合は，$(n/2)$番目と$(n/2+1)$番目の値を足して2で割る。中央値は半分に分ける値であるが，同じように4等分するときに分ける四分位値（quartile），100分の1ずつに分ける百分位値（percentile）がある。中央値は第2四分位値，50パーセンタイル値である。最頻値（mode）はデータのなかで最も頻繁に出てくる値である。データの分布が大きく偏っていると，平均値は極端な数値に影響を受けやすくなる。その場合は平均値と併せて最頻値を記述することによって，データの分

布状態をよりわかりやすく示すとよい。

3) 散布度

同じ代表値をもっている集団でも，データの広がり方（ばらつき）には違いがある。このデータのばらつきを表すのに，平均値との距離（偏差）の2乗の平均値である分散（V：variance），あるいは分散の平方根である標準偏差 σ（SD：standard deviation）を用いる。

$$\sigma n = \sqrt{\frac{\Sigma (x-m)^2}{n}} \quad \cdots\cdots (1) \quad n=標本数, \ m=平均値, \ x=データ$$

$$\sigma n-1 = \sqrt{\frac{\Sigma (x-m)^2}{n-1}} \quad \cdots\cdots (2)$$

一般的に標本から母集団を推定する標本調査が多いので，母集団における標準偏差の推定値を求めるには，(2)式のほうが偏りが少ない。

データの広がりは最大値から最小値を引いた範囲（range）で表すこともできるが，極端に離れたデータの影響を受けやすいので，四分位偏差（QD：quartile deviation）を用いる。

$$QD = \frac{(第3四分位数－第1四分位数)}{2}$$

4) その他

分布の形の非対称度（歪み）を表す指標を歪度（skewness）といい，標準化得点の3乗の平均である。

$$歪度 = \frac{\Sigma \left(\frac{xi-m}{\sigma}\right)^3}{n}$$

分布の尖り具合を示すのが尖度（kurtosis）である。尖りが大きいほど，すそが長い分布を描く。標準化得点の4乗の平均である。

$$尖度 = \frac{\Sigma \left(\frac{xi - m}{\sigma}\right)^4}{n}$$

4 相関と回帰

1) 散布図(相関図)

2変数(変数X,変数Y)をそれぞれ横軸,縦軸とする2次元の座標上に,各個体のデータをプロットした散布図(scattergram)あるいは相関図(correlation diagram)から2変数間の関連をみることができる。右上がりは正の相関で,直線上に並ぶほど関連が強いと推測されるが,散布図に関連がみられても2変数間の因果関係があるとはいえない。

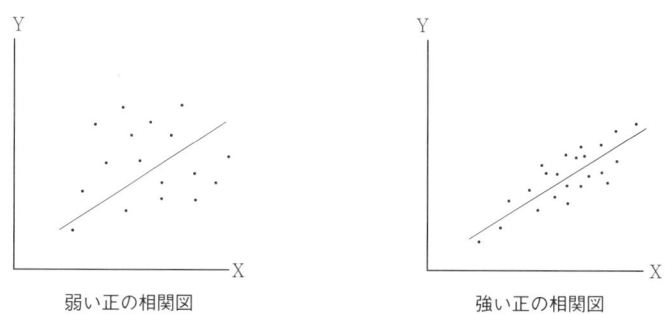

弱い正の相関図   強い正の相関図

2) 相関係数

量的変数同士の関連は相関係数によって表される。

$$r_{xy} = \frac{Txy}{\sqrt{Tx \cdot Ty}} = \frac{\Sigma (xi - \bar{x})(yi - \bar{y})}{\Sigma (xi - \bar{x})^2 \cdot \Sigma (yi - \bar{y})^2}$$

xi=xの各データ   x̄=xの平均値 yi=yの各データ   ȳ=yの平均値

相関係数は絶対値が1を超えない。標本数が十分に大きければ,相関係数が1に近いほど強い正の相関,-1に近いほど負の相関関係を示し,0に近いほど相関は弱くなる。絶対値によって次のように表される。

0~0.2: ほとんど相関がない

0.2～0.4 : やや相関がある
0.4～0.7 : かなり相関がある
0.7～1.0 : 強い相関がある

3) 回帰直線

高い相関を示す散布図はデータが直線上に密接する。誤差の総和を最小にしたこの直線を，回帰直線（regression line）という。Xを独立変数（説明変数），Yを従属変数（基準変数）として，Xに基づくYの回帰直線を利用して，独立変数の値から従属変数の予測値を求めることができる。

回帰直線 $y = a + bx$

$$b = \frac{\Sigma(x-\bar{x})(y-\bar{y})}{\Sigma(x-\bar{x})^2} \qquad a = \bar{y} - b\bar{x}$$

4) クロス集計

質的データの2変数の相関は，表10-2のようにクロス表（分割表）を作成して，その結果を比率の差の検定で検証する。変数が3つ以上は複数のクロス（分割）表を作成する。

表10-2 クロス表（性別と喫煙者数）

	喫煙する	喫煙しない	合計
男性	36	14	50
女性	14	36	50
合計	50	50	100

5 確率分布

1) 2項分布

ある集団において何人かを無作為に選んだとき，特性Aをもつ人が含まれる確率を2項分布という。特性Aをもつ人の割合をp，もたない人の割合をq，特性Aをもつ人がk人とすると，

$$f(k) = \binom{n}{k} p^k q^{n-k} \qquad k = 0, 1, 2, \ldots n$$

2項分布において起こり得る確率が非常に小さい分布は，平均値と分散が等し

いポアソン分布で表される（例：交通事故死者数，不良品の個数など）。

2）連続分布

正規分布の特徴として，平均値が分布の中心（対称軸）となり左右対称である。分布の広がりを示す標準偏差が小さいと，分布の山は高くなる。平均値＝0，標準偏差＝1を標準正規分布という。

6 標本分布
1）母集団と標本

ある調査を実際に実施した集団を標本（sample）といい，集団を選ぶことを標本抽出（sampling）という。標本は集団の一部であり，その結果から元の全体の集団である母集団（population）の特性を推測することが標本調査である。母集団から著しく偏った標本にならないよう乱数表を用いるなど，無作為標本抽出を行う。

2）χ^2（カイ2乗）分布

標準正規分布をする変数n個の2乗の和は，自由度nのカイ2乗分布にしたがう。nが大きくなるにつれて正規分布に近づく。

3）t分布

正規母集団から抽出された標本平均mは正規分布にしたがう。標本平均mを標準化すると，標準偏差は母標準偏差を標本数の平方根で割ることになる。

$$z = \frac{m - \mu}{\sigma / \sqrt{n}} \qquad \mu = 母平均 \qquad \sigma = 母標準偏差 \qquad n = 標本数$$

母標準偏差σがわからないので標本標準偏差に置き換えて，

$$t = \frac{m - \mu}{S_{n-1} / \sqrt{n}}$$

t分布は平均が0なので中心軸をはさんで左右対称の分布型で，自由度（n－1）が大きくなるほど標準正規分布に近づく。

4) 分　　布

2つの分布U, Vがそれぞれ独立で，自由度がn, mをとるカイ2乗分布をするとき，F=U/Vがしたがう分布をF分布という。U, Vの分散の比から集団の分布幅を比較するときに必要になる。

7 検　　定

1) 帰無仮説と対立仮説

母数に関するある仮説（対立仮説）があるとき，その仮説を否定する仮説（帰無仮説）を立てて，ある特定の統計量が得られる確率を求め，その確率が基準（有意水準）より小さければ，帰無仮説が誤っている可能性が強いと判断して棄却する。そして対立仮説が支持される。例えば，「年齢によって米の消費量に差がある」のではないかと考えた場合は，これが対立仮説で，その反対の「年齢によって米の消費量に差はない」というのが帰無仮説である。そして実際に年齢を分類して，米の消費量を調査してデータを収集し，ある特定の統計量が得られる確率が有意水準より小さいとなれば，帰無仮説は誤りだから棄却して，対立仮説の「年齢によって米の消費量に差がある」を支持することになる。

2) 有意水準

ある帰無仮説での統計量の分布において，ある特定の統計量が現れる確率がどの程度小さければその帰無仮説を棄却し対立仮説を採択したらよいか，という基準をいう。

有意水準0.05（$p<0.05$）とは，100回中に5回以下の割合で帰無仮説の棄却が誤っていることを示す。言い換えれば，間違う危険率が5％以下で帰無仮説を棄却することになる。もっと厳密に誤りを小さくするために，有意水準を0.01（$p<0.01$）や0.001（$p<0.001$）にする。

3) 自　由　度

自由度とは独立変数の個数をいう。標本平均mは標本数n個の総和をnで割った自由度nの変数である。

8　度数・比率に関する検定（χ^2検定）
1)　一変数の場合
1つの変数についての単純集計表から，度数分布がある理論分布にしたがっているか，そうではないかを検定する場合，各カテゴリーで，

$$\frac{(観測度数-期待度数)^2}{期待度数}$$

を求め，その総和Xはχ^2分布にしたがうという。

よってχ^2値を求めX値と比較して，X＜χ^2（決められた自由度k－1，有意水準）のとき，帰無仮説は採択され，X≧χ^2のとき帰無仮説は棄却される。各カテゴリーの期待度数は，観測度数の合計数×相対度数（出現比率）で求められる。

例題1　サイコロの目

サイコロを120回投げて，1から6までの目の出方を測定した。各目の出方に有意な偏りはあるか。

各目	1	2	3	4	5	6	合計
度数	20	22	17	19	25	17	120 (回)

帰無仮説は「目の出方に差がない」とすると，各目の確率は1/6で，期待度数は120×1/6＝20で等しい。

$$\chi^2_0 = \frac{\Sigma(各データ-期待度数)^2}{期待度数} \qquad 自由度＝（カテゴリー数-1）＝5$$

$$=\frac{(20-20)^2}{20}+\frac{(22-20)^2}{20}+\frac{(17-20)^2}{20}+\frac{(19-20)^2}{20}+\frac{(25-20)^2}{20}+\frac{(17-20)^2}{20}$$

$$=2.40$$

χ^2表より（自由度5，5％水準）＝11.07であるから，$\chi^2_0 < \chi^2$ で，帰無仮説は棄却できない。よってサイコロの目の出方に有意な差はみられない。

2) 2×2分割表

2つの変数の関連についてクロス集計表から，帰無仮説を「2変数間に関連はない」とした場合，自由度 $(k-1)(l-1)$ の χ^2 分布にしたがう。

例題2 2つのグループの既婚者と未婚者数をクロス集計した場合

帰無仮説：「2つのグループの既婚者数に差はない」とすると，

	既婚者	未婚者	合計
1グループ	30	22	52
2グループ	42	11	53
合計	72	33	105

$$\chi^2 = \frac{(30 \times 11 - 22 \times 42)^2 \times 105}{52 \times 53 \times 72 \times 33} = 5.66$$

5.66＞3.84（自由度1，5％水準）なので，帰無仮説を棄却して，2つのグループの既婚者数には危険率5％以下（$p<0.05$）の水準で有意な差があるとする。

3) m×n表　自由度 (m−1)(n−1)

各セルの期待値＝(列周辺和×行周辺和)÷総数

で求められる。

$$\frac{(実測度数 - 期待値)^2}{期待値}$$

の総和は計算が煩雑なので，例題3の計算式に数値をあてはめて計算できる。

例題3 3つの数字群と4つのアルファベット群を複数の分割表にする場合

帰無仮説：「数字群とアルファベット群には関連がない」とすると，

	1	2	3	合計
A	a	e	i	P
B	b	f	j	Q
C	c	g	k	R
D	d	h	l	S
合計	T	U	V	W

$$= \frac{a^2}{P \cdot T} + \frac{b^2}{Q \cdot T} \cdots\cdots \frac{l^2}{S \cdot V} - 1 \times 総数 W$$

以上のようなカテゴリカル変数（質的データ）同士の関連は，比率の差によって関連の有無を検定するが，変数に順序関係がある場合（例：かなり劣る・劣る・普通・優れている・かなり優れている）は，比率がカテゴリーに応じて変化するかどうかは検定できない。その場合は，相関係数を求める方法を用いる。

9　2群間の平均値の差の検定（t検定）

1）対応があるt検定

同じ人に2つの条件下での測定をしたり，時間を隔てて測定をした場合を対応があるという。そして両変数の差を求め，その差の平均が0であるかどうかを検定する。

$$t = \frac{データ間の差の平均値}{データ間の差の平均値の標準偏差/\sqrt{n}}$$

自由度（n－1）でt分布表から，t値の出現する確率pを求める。

例題4　運動前後の心拍数をA，B，C，Dの4人で測定して，前後の差を表にした場合

帰無仮説：「運動前後に差はない」とすると，

	運動前心拍数	運動後心拍数	差
A	78	100	22
B	83	130	47
C	85	155	70
D	68	98	30
E	65	102	37
平均値	75.8	117	41

差の標準偏差

$$= \frac{(22-41)^2 + (47-41)^2 + (70-41)^2 + (30-41)^2 + (37-41)^2}{5-1}$$

$$= \sqrt{374.5} = 19.35$$

$$t = \frac{41}{19.35/\sqrt{5}} = 4.746$$

t表をみると，p値（自由度4，1％水準）＝4.604 よりt値は大きいので，帰無仮説は棄却され，運動前後の心拍数は危険率1％以下（p<0.01）の水準で有意な差があるといえる。

2) 対応のないt検定

2つの集団XとYで測定値を比較する場合（データ数が異なってもよい），

$$t = \frac{X\text{の平均値} - Y\text{の平均値}}{Sd} \quad\quad X\text{のデータ数：}n \quad Y\text{のデータ数：}m$$

$$Sd = \sqrt{\frac{(n-1)\cdot(X\text{の標準偏差})^2 + (m-1)\cdot(Y\text{の標準偏差})^2}{n+m-2}(1/n+1/m)}$$

例題5 2つのクラブで身長を測定した場合

帰無仮説：「バスケットクラブとスケートクラブの身長には差がない」とすると，

バスケット部	スケート部
189	170
190	177
178	168
177	166
183	172
	161

バスケット部：5人
平均値＝183.4
標準偏差＝36.3

スケート部：6人
平均値＝169
標準偏差＝29.6

$$Sd = \sqrt{\frac{(5-1)\cdot 36.3^2 + (6-1)\cdot 29.6^2}{(5-1)+(6-1)} \times (1/5+1/6)} = \sqrt{321.72} = 17.94$$

$$t = \frac{183.4 - 169}{17.94} = 0.8026$$

自由度＝n＋m－2＝5＋6－2＝9

t＜2.262（自由度9，5％水準）なので帰無仮説を棄却できない。すなわち2つのクラブの身長には有意な差があるとはいえない。

10　等分散性の検定（F検定）

2つの母集団の分散が異なるかどうかを検定する。分散の比（F値）を求め，F分布の水準値$F\alpha$より大きければ，分散は等しいという仮説は棄却される。不偏分散＝（標準偏差）^{2}の小さいほうを分母として両者の比を求める。このとき分母になった集団の標本数＝m，分子になった集団の標本数＝nとして，自由度（n－1，m－1）でF分布表から，危険率の半分に対応する水準値$F\alpha$をとる（例：危険率を5％とする場合は2.5％に対応する値）。

11　分散分析（ANOVA：analysis of variance）

3群以上の平均値の差を検定する分散分析で，結果に影響を与える要因が1つしかない場合を一元配置分散分析（one-way ANOVA）という。変数が要因で，各カテゴリーが水準になる。

例題6　3地域の高校1年生の身長を測定した場合

帰無仮説：「3地域の身長には差がない」とすると，

	A地域	B地域	C地域	全体
	178.2	166.0	170.1	
	180.1	163.0	169.2	
	170.5	174.6	162.3	
	158.6	180.1	159.5	
	177.6	171.0	174.7	
データ数（n）	5	5	5	15
合計	865.0	854.7	835.8	2555.5
平均	173.0	170.9	167.2	170.4
偏差平方和	312.3	184.7	152	649.0

偏差平方和＝(標準偏差)² ×（n－1）
級間平方和＝Σ(群平均－全体平均)² ×n＝86.25
級内平方和＝Σ偏差平方和＝649.0
級間不偏分散＝86.25÷(3－1)＝43.13　　　自由度（群数－1）
級内不偏分散＝649÷(15－3)＝54.08　　　自由度（総データ数－群数）
F＝43.13÷54.08＝0.7975 ＜3.88（5％水準値）　　F分布表自由度（2，12）

仮説を棄却できないので，3地域の身長には有意な差があるとはいえない。

II　質的研究のデータ分析（意味の言語化）

面接・文書・観察などの数量化できないデータを分析するには，データそのものをじっくり時間をかけて吟味する姿勢をもたなければならない。研究者はデータ分析技能を高める訓練を受け，実際の看護場面での経験を積むことによってその現象をとらえ，関連しているデータを集めることができるようになる。そして十分に収集された生のデータから仮説や推論を導き出し概念を組み立て，さらにデータの見直しや再調査を行い検証を繰り返すことで，最終的にまとまりのある理論が構成される。

1　コーディング

面接の内容や観察記録に現れる事象に，アンダーラインを引いたり印を付けて強調して，抽象化した内容でコード化（単位化）する。以下に面接記録から事象をコーディングし患者の心理過程を明らかにしていく例を示す。

> **資料1　第1回面接記録**
> 昨日検査入院で混合内科に入院した68歳の女性。1年前から右上肢にしびれや虚脱感を感じるようになり，うまく動かなくなった。面接のなかでは始終うつむき加減で，口調はポツリポツリとゆっくり考えながら話す。夫は好き勝手をやっているので，信頼できないので，「もうあきらめている」と言う。一人息子は13年前に30歳の働き盛りに交通事故で亡くなり，まだそのときの悲しみをありありと感じると涙を流しながら訴える。

資料2

事実・出来事	コード	注意書き
検査入院	診断が未確定	自分の体に関して，はっきりとした見通しが立っていない。今後の治療や生活に対する漠然とした不安感があると予測される。
68歳の女性	老年期女性	理解力が衰え始め，体力低下もあり，家庭での役割遂行が困難になる時期で，家族の協力が必要である。
始終うつむき加減	元気がない	表情や姿勢に気分の落ち込みが表現されている。抑うつ気分があるかもしれない。面接者に対する信頼関係がまだできていないことから，十分に内面を表現できていない印象を受ける。
考えながら話す	意思の伝達	面接者に考えていることを話そうとしている。自己開示の意志があるが，言語表現は得意でないようすがうかがわれる。
「もうあきらめている」	夫への不信感	夫婦だけの生活で夫への不信感が強いということは，家族内での患者の孤独感を感じさせる。夫への協力を要請する意欲はなく，療養生活を支援する家庭内の体制がない。
悲しみ	悲哀感情	子供を喪った悲しみが今も心のなかに存在している。「喪の過程」が良好に進行していない可能性がある。患者の病気の進行に伴い，悲哀感情を深め情緒的に不安定になってしまうことも予測される。
涙を流す	感情表現	言語的に表現できない感情の表出。患者の現在の不安感などを含めて表現されている。

2 メモ

日付・タイトルを記載したメモには，生のデータに繰り返し現れるテーマや，何かしら浮かんでくるアイデアやヒントを段階ごとに書いていく。そうすることで，分析のプロセスが整理されるだけでなく，資料としてまとまり，仮説の構成や修正などに利用できる。

> **資料3　メ　モ**
>
> 今，患者の内面ではどのような思考や感情が存在しているのだろう。それによって今後どのような反応が予測できるだろうか。患者は検査目的で入院しているので，これから自分がどうなっていくのかわからないと感じている。早く正確な事実を知りたい反面，何か良くないことが起きるのではないかという恐れも存在している。夫との関係が良くないことや，子供を喪った悲しみが深いことから，患者を支援する家族の体制が望めない。検査結果が告知されるときの衝撃，治療開始に伴う苦痛，死の受容など，今後患者がたどる心理過程に必要な家庭内の情緒的支援者がいないことで，患者には看護者側からの心理面へのケアが特に必要である。患者は言語的表現があまり得意ではないので，感情を言葉以外の方法で表出できるよう働きかけることが有効に思われる。まだこの段階では，患者と看護者は信頼関係を形成できていないため，徐々に患者が内面を表出できるよう働きかけ，急いで内面を探るような印象を患者に与えると，心の扉を閉ざしてしまうおそれもある。

資料1, 2, 3のように，面接記録から得られたデータをコーディングし，メモをつくることを繰り返す。

3　カテゴリー

最初のコーディングでは，生データから抜き出してきた言葉をそのまま使うことが多いが，それを後から見直して修正していく。次に分析プロセスとしてのメモをさらに深め，それぞれのメモに現れているテーマを分類していく。例えば前述の患者面接から，「漠然とした不安」「家族関係の見直し」「疾病の受容」などの分類ができてくると，患者と医療者，および家族との関係から生じるさまざまな思考や感情が，2つの流れをつくりながら患者の心理面に影響していることがわかってくる。整理しやすくするために，その流れや影響する要因をカテゴリー

別に図で表す。詳細な例は，質的研究に関する解説書を参照。

◆引用・参考文献
1) 浅野弘明，林恭平著：パソコンと統計処理の基礎知識第2版．日本看護協会出版会，東京，1999．
2) チェニッツ，W.C.，スワンソン，J.M.編（樋口康子，稲岡文昭監訳）：グラウンデッド・セオリー　看護の質的研究のために．医学書院，東京，1992．
3) 早川和生編：看護研究の進め方・論文の書き方．JJNブックス，医学書院，東京，1991．
4) 折笠秀樹著：臨床研究デザイン　医学研究における統計入門．真興交易医書出版部，東京，1998．
5) レイニンガー，M.M.編（近藤潤子，伊藤和弘監訳）：看護における質的研究．医学書院，東京，1997．
6) 豊川裕之，柳井晴夫編著：医学・保健学の例題による統計学．現代数学社，京都，1994．

（三重大学医学部　　浦川 加代子）

11章 看護研究と倫理

I 看護研究における倫理の必要性

　看護研究の対象は人間であることが多い。これは看護の対象が人間であるためである。しかし，看護が人間の健康や生命に直接影響を与えるため，看護実践に関する研究を行う際は研究の対象に対して倫理的な配慮が必要になる。

　例えば，看護婦が研究の協力を患者に求めたとしよう。このとき患者は，「入院したのは治療のためであり，研究には協力したくない」という思いを抱いていた。しかし同時に，「研究に協力しなければ，自分には最善の治療や看護がなされないのではないか」という恐怖心を抱くこともある。このような恐怖心から，患者は研究に協力することを承諾してしまうこともあり得る。また身体の状況，病状などを詳しく知らされていなかったり，知識の不足から，研究に参加するか否かという判断を誤ってしまうこともある。看護者は，このような患者の心理状況をよく知ったうえで，看護の研究を実施する際には患者の権利を擁護し，インフォームド・コンセントを行うなど，研究上の倫理を考慮し，慎重に行う必要がある。

　また研究によって知り得た情報は，研究の対象者のプライバシーを守るため，絶対に秘密にしなければならない。例えば，看護学生が外来で医師や看護婦に満足しているかを患者から調査したような場合，学生は医師や看護婦に患者がどのように話していたのかということについて，情報を漏らしてはならない。集団として特徴を述べるか，データを公表する場合には，個人を特定できない形で公表

する。

　研究における「倫理」に関する規定は，第2次世界大戦時の人体実験などから必要性が求められ，1946年のニュールンブルグ綱領[5]，1948年のジュネーブ宣言[13]に始まっている。看護研究における倫理規定は，1964年のヘルシンキ宣言をもとにアメリカ看護婦協会がつくった「臨床や他の看護研究のための人権擁護ガイドライン」[4]からである。

　最近，大学や大きな病院には，倫理委員会が設置してあるところも増えてきている。研究の対象者に負担がかかると考えられる場合には，研究計画書を倫理委員会で検討してもらうと，第三者の客観的な検討がなされるので安心である。もし，倫理委員会が存在していない場合には，所属長など責任ある人から許可を得るべきである。研究対象者の人権擁護やプライバシーの保持など，研究における倫理に関して，我が国では徐々に検討されてきている。看護婦も，研究における倫理の主旨を理解したうえで，実践していかなければならない。

II　研究対象者の権利擁護

　1993年の国際看護婦協会（International Council of Nurses；ICN）の各国代表者会議により，看護研究の定義を含む研究対象者の権利などが採択されている。そこでは，研究対象者の権利として，「不利益を受けない権利」「完全な情報公開の権利」「自己決定の権利」「プライバシー，匿名性，機密性確保の権利」の4つが掲げられている[3]。

　まず第1に「不利益を受けない権利」である。研究に参加することによって，研究対象者に不利益があってはならないし，対象者がもつ健康権・生活権・学習権などが侵されてはならない。研究者は，研究対象者の権利を侵害していないかを研究計画の段階で検討しなければならない。例えば，SST（Social Skills Training）が患者の社会参加にプラスになるか否かを明らかにしたいと思い，研究計画を作成したとする。対象者のなかにSSTを実施したグループと，実施しなかったグループを結成し，SST終了後に社会参加に必要な患者の状況を比較し，研究結果を導こうとする研究である。この場合，先行研究でSSTの有効性についてはすでに明らかにされ，また研究者もSSTが有効であると考えている。このよ

うなことから，例にあげたこの研究計画では，SSTを実施していないグループの治療を受ける権利を侵害してしまうことになり，不適切な研究計画といわざるを得ない。このような場合は，むしろ研究計画であれば，SST実施前の状況を対照群（コントロール群）にし，SST実施前・実施後を比較するほうが妥当である。

　第2は「完全な情報公開の権利」である。これは，研究の対象者は研究の目的や内容・方法などを知る権利があり，研究者はこれらについて説明しなければならないし，この権利を侵してはならない，というものである。研究対象者の知る権利には，この他に研究に参加することによって受ける利益や不利益についても含まれる。

　第3は「自己決定の権利」である。完全な情報公開を受けた後，研究に参加するか否かについては，自分で決定する権利をもっているということである。これは研究への参加が研究者の強要ではなく，対象者自身の任意の気持ち，すなわち研究に対する参加者であり，協力者であることを示す。対象者の任意の気持ちを損なう強要のなかには，多額の謝礼を申し出ることも含まれる。他に看護婦が研究者で，研究の対象者が患者，あるいは教師が研究者で研究の対象者が学生という場合も，強要になりやすい。研究に参加しなければ，良いケアを受けられないのではないかと考えたり，学生の場合は，良い教育，あるいは良い評価が得られないのではないかという懸念を抱きやすい環境にあるからである。このように，研究者と研究の対象者間に利害関係をもたらさないことが重要である。しかし，もしそのような環境で行わなければならないときには，研究に参加しなくても不利益を受けないことを十分に説明し，理解してもらう必要がある。

　また，研究の対象者が判断能力が不十分であったり，自己決定ができないと考えられる場合には，患者の家族などに十分説明をし，決定してもらうこともあるが，この場合でも患者本人に説明することは重要である。また研究者は家族に説明する場合，家族が第2の権利者であり，「完全な情報公開の権利」を有していることを理解しておく必要がある。この場合も，家族が研究に参加しないという結論を出しても，患者が不利益を受けることは決してないことを十分に説明するとともに，行動でも示すことが重要である。

　第4には「プライバシー，匿名性，機密性確保の権利」がある。研究の対象者は，研究に参加の意志を表示し，同意をしても，プライバシーに関することは，

提示や回答を拒否することができるという権利がある。研究者は，研究の対象者が提示あるいは回答した情報については，個人が特定できないように配慮しなければならない。事例研究の場合には，特に気をつけなくてはならない。病院名や氏名を，イニシアルや伏せ字（例：○山さん）などで記述するのは，個人が特定されやすいので避けたほうがよい。また勤務場所や職名などその研究において必要でないものは記載しないほうが，この権利を侵すことがなくなる。調査研究においては，調査場所などはできるだけ一般的な表現にするほうがよい。例えば，○○病院というよりは，総合病院，あるい精神病院という表現か，あるいは閉鎖病棟とか開放病棟というほうが，一般的な表現である。またデータは統計処理をすることによって個人が特定しにくくなるので，データの分析方法についても十分検討する。

III 損害・危害を与えないこと

研究は，それが看護や研究対象者に対して役に立つものであるということが基本である。そのためには，その研究を行うことがなぜ必要なのか，研究の意義は何なのかを明確にしておかなければならない。また，研究の対象者に顕在的あるいは潜在的に有害であったり，不快や苦痛にさせるものは，避けなければならない。そして対象者に身体的・心理的な不快や苦痛が生じた場合には，最大限にその不快や苦痛を取り除かなければならない。研究の対象者に与える身体的な不快や苦痛についてはわかりやすいが，研究の対象者に与える心理的影響は推測しにくいので，特に配慮を要する[11]。研究者は，対象者が家族であっても不快を感じないようなやり方で研究をデザインすべきである。

また，研究は研究の対象者のグループによって差をつけず公正でなければならない。例えば，あるグループは音楽療法を行うが，あるグループは行わないというのでは，公正ではない。この場合，音楽療法の内容を2種類設けて，それを2つのグループにどのような順序で行うのがよいのかを検討したり，時期をずらして実施してみて，その音楽療法が有効か否かを判断するほうが望ましい研究のデザインである。

Ⅳ　インフォームド・コンセント

　インフォームド・コンセント（Informed Consent）は，十分に研究について説明を行った後，研究対象者が自由な意志で承諾を決定する過程をいう。インフォームド・コンセントは医療のさまざまな場で必要とされる考え方であるが，研究の場合でいえば，研究対象者に，研究目的，研究方法，分析方法，公表の方法，研究に参加することによって受ける可能性のあるリスクと利益，参加しない権利があること，研究の途中で放棄する権利ももっていることについて説明することである。研究の対象者は，一度の説明ではわかりにくいことも多いので，書面を用いて説明した後，その書面を渡すほうがよい。しかし，インフォームド・コンセントが研究対象者にかえって不自然な行動を引き起こしてしまうと考えられるときや，対象者にとって負担が少ないと考えられるときには，すべてを話さないこともある。筆者は精神分裂病者の食事行動の特徴を把握するため，食事摂取時間を測定したことがある[7]。このとき，事前に対象者にいろいろ説明をしたが，摂取時間を測定することは言わなかった。このように説明をすることによって，かえって不正確なデータになってしまうような場合は，十分に検討したうえで，インフォームド・コンセントの範囲を決めることが望ましい[1]。

　また研究対象者に説明する際には，質問しやすい雰囲気をつくったり，質問には丁寧に回答することも重要である。研究に参加協力するという意志を確認するために，承諾書に署名をしてもらうこともあるが，この署名によって強制されることがないようにし，途中でやめることもできるということを事前に説明したり，書面に記述しておくなど，配慮が必要である。

Ⅴ　秘密の保持

　研究対象者がプライバシー，匿名，機密の保持の権利を有していることは，すでに述べた。しかし，秘密の保持は，研究対象者の権利のみならず，研究者の倫理にも大きく関わる重要な問題である。研究の対象者が研究者のために明らかにした情報は，情報の提供者の不利になるようなことに用いてはならないし，研究

以外の目的で使用してはならない[7]。後で情報を思い起こしたり，再度情報収集しなければならないときには，研究の対象者氏名を記入しておくこともある。しかし多くの場合には，対象者の氏名はデータ収集用紙には記載しないようにする。このとき，ケース番号を付しておくと後でわかりやすい。本来データ収集用紙は研究者以外は触れないものであるが，何らかの拍子にデータ収集用紙が第三者の目に触れないとも限らないからである。対象者の識別が必要な場合には，ID番号か記号など，後でわかるものを共通に付しておくようにする。また質問紙による調査で一斉に回答してもらう場合，無記名にすることによって対象者の匿名は保証される。面接調査などの場合には匿名にならないので，秘密保持を保証することが重要である[1]。

　事例研究の場合には，細心の注意を払わなければならない。対象者が特定できるような表現は避けなければならない。例えば，居所は「○○町△△」とするのではなく，記述が必要な場合には「都市近郊の農業中心の地域に住んでいる」というように，状況を最も説明しているような言葉で記述する。職業も「○○会社部長」という記述ではなく，「商社の役員」などと記述する。居所や職業などは，事例研究を記載するうえで絶対に必要なことでない場合には，記載しないが望ましく，テーマに関連した記述を中心にする。

VI 研究者に求められている倫理

　研究者に特に必要になるのは，研究計画時，論文作成時，公表時であるが，この他に以下に述べるような研究対象者の権利擁護やインフォームド・コンセント，プライバシーの保持についても，研究者は知っておく必要がある。

1 研究計画作成時

　研究の計画を作成するときは，研究テーマに関する先行研究を把握しておくことが重要である。また研究を行う理由や意義を明確にしておく必要がある。看護研究の場合，現在行っている看護実践や看護教育などに示唆を与えるようなものであること，あるいは改善するようなものである必要がある。基礎的な研究にはならない研究や，研究のための研究であってはならないと考えている。他の研究

者が作成した質問紙などのツールやスケールを使用する場合には、作成した研究者の承諾を得ることが原則である。例えば、LASMI (Life Assessment Scale for the Mentally Ill：精神障害者社会生活評価尺度) や、Rehab (Rehabilitation Evaluation of Hall and Baker：行動評価尺度) など、ある程度標準化されたものを使用する場合には、版元に問い合わせ、入手方法などを確認しなければならない。

2　論文作成時

　論文を作成するときには、まず、「自己の文章」「他者の文章」「他者の文章を読んでその考え方を自分でまとめた文章」を区分して記述しなければならない。「自己の文章」は自由に記述できるが、「他者の文章」を必要とするときには引用文とし、出典を明らかにし、引用箇所には「　」をつけ、自己の作成した文章と区分して記載しなければならない。引用文は一字一句、句読点を含めて正確に記載する。引用箇所には番号を付し、文末に引用文献として出典を明らかにし、文献一覧にも記載しなければならない。このようにルールを守って記述しないと、著作権上の問題を引き起こすことになってしまう。「他者の文章を読んでその考え方を自分でまとめた文章」は参考文献として扱う。この参考にした文献も出典を明示する必要がある。

3　研究公表時

　研究は公表されてはじめて終了する。しかし1つの論文をいくつもの原著として公表することは、たとえ自分のものであってもしてはならない。また論文の著者名は、その研究に参加した人の名前を貢献度に応じて記載するのが望ましい。研究で最も貢献した人が筆頭著者になる。

　また、著者名を「○○スタッフ一同」などのように記載している場合があるが、誰がその研究に参画したかが不明確になり、責任の所在がはっきりしない。これも避けなければならない。主になって研究した者であるか、研究に協力した者であるのか、責任を明確にする。そして主になって研究した者が筆頭著者になり、研究に参加した者だけを共同研究者として著者名とする。

◆引用・参考文献

1) Diers, D.（小島通代他訳）：看護研究－ケアの場で行うための方法論．日本看護協会出版会，東京，p.433-444, 1984.
2) 遠藤恵美子：看護の質的研究に関する倫理的考察．インターナショナルナーシングレビュー 20(1)；36-40, 1997.
3) International Council of Nurses（国際看護婦協会）：看護研究のための倫理のガイドライン．インターナショナルナーシングレビュー 20(1)；60-70, 1997.
4) 片田範子：研究における倫理．インターナショナルナーシングレビュー 20(1)；22, 1997.
5) 香春知永：研究とモラル－研究対象者への倫理的配慮．インターナショナルナーシングレビュー 20(1)；32, 1997.
6) 黒田裕子：研究者・研究指導者のモラルと倫理．インターナショナルナーシングレビュー 20 (1)；27-31, 1997.
7) 森千鶴，佐々木日出男：慢性の残遺型精神分裂病者にみられる食事摂取行動の特徴．精神医学 37(3)；227-283, 1995.
8) 森千鶴：臨床に役立つ看護研究 9 －看護研究における倫理．精神科看護 26(3)；56-59, 1999.
9) 森千鶴：看護研究と倫理．精神科看護 26(11)；28-32, 1999.
10) 日本看護協会学会検討委員会：看護研究における倫理的配慮に関する提言．看護 47(2)；171-175, 1995.
11) ポーリット，D.F.，ハングラー，B.P.（近藤潤子監訳）：科学的研究における倫理的配慮（看護研究－原理と方法）．医学書院，東京，p.16-17, 1996.
12) 佐藤重美：臨床と研究－二重役割の葛藤と倫理問題．インターナショナルナーシングレビュー 20(1)；42-45, 1997.
13) 佐藤重美：臨床と研究－二重役割の葛藤と倫理問題．インターナショナルナーシングレビュー 20(1)；43, 1997.
14) 澤田愛子：臨床研究におけるインフォームド・コンセント．精神科看護 57；25-28, 1996.

（山梨医科大学医学部　　森　千鶴）

12章　研究費

I　研究費とは

　研究は，経費のかかるものである。研究を行うには，本を買ったり文献を検索したりコピーをとるなど，お金が必要である。個人の学習になるものは自己負担することもあるが，大がかりな研究の場合は，データ作成・入力などの作業に必要なコンピュータ・ソフトの購入，調査票を郵送する際の切手代，各種の消耗品の購入などのまとまった経費が必要である。そういった場合に用いられるのが研究費である。

II　研究助成金の活用

　自己負担だけでは，研究の内容が限定されてしまうため，どうしても本格的な研究は行えない。現在，看護の研究を推進するために各種の研究助成金の制度がある。研究は，社会の発展に欠かすことのできない活動であるため，公的・私的な機関がそれを補助している。
　研究助成金には，日本看護協会および日本精神科看護技術協会などの職能団体が公布する研究助成金や，厚生省・文部省などの政府機関の学術研究助成金，生命保険会社など企業が構成する民間団体の研究助成金があり，定期的に公募している。それぞれ団体には審査委員会があり，選考基準に沿って助成金交付者が決定されている。また，病院によっては看護研究のための予算が位置づけられてい

たり，有志による個人の研究助成金などがある。しかし，いずれの研究助成金においても，応募が多いため選考の倍率が高く，交付を受けにくいのが現状である。研究は看護の質の向上には不可欠である。特に看護の開発を促進するような研究や継続的な研究などの共同研究を行うときは積極的に応募し，研究費を確保する努力を惜しまないようにする。たとえ研究助成金が採択されなかったとしても，審査委員会から有用な意見が返ってくることがある。それらの意見にしたがって研究計画書を修正し再提出することで，チャンスにめぐり会えるかもしれない。研究意欲を高めるためにも，あきらめず申請し続けることが大切である。

　また，最近はインターネットで研究助成金の公募状況を検索することができ，手軽に情報がキャッチできる。インターネットの情報では，募集要項や研究計画書だけでなく，過去の研究テーマや採択状況なども閲覧することができ便利である。

　研究助成金は，研究の規模や内容によって，その金額が異なっている。看護の領域では，政府機関の研究補助金500万円までの助成金の取得が多い。しかし，政府機関の科学研究費の申請は，大学，研究機関および法律により設立された法人で学術研究を行う施設を対象としているため，その研究機関に所属していなければ助成金を受けることができない。また，所属機関の代表者の推薦を必要とする研究助成金もあるので留意する。臨床看護者が研究助成金を受けようとする場合は，政府機関の科学研究費よりも，民間財団の研究助成費のほうが申請しやすい。助成金の金額は30万円から50万円と少なくなるが，複雑な手続きは不要であるため活用しやすい。

Ⅲ　研究助成金の使途

　研究助成金の使途については，研究内容に応じて予算化しておく必要がある。調査研究の場合ならば消耗品として調査票の作成のための用紙代や印刷代，調査票を郵送する場合には通信費として切手代，コンピュータ・ソフトを用いる場合は備品の購入など，具体的な金額と使途を考える。

表12-1　研究助成金申請書の例

年　　月　　日

研究助成金申請書

財団法人○○学術奨励会　御中

　　　　　　　　　　　　　　　　　　　　　　　機関名　　○○○○大学看護学部
　　　　　　　　　　　　　　　　　　　　　　　代表者名　　学部長　○○○○

　　　下記の研究は重要な研究で，価値あるものと認め，ここに推薦いたします。

記

　1．研究者　　　○○○○

　2．研究題目　　在宅介護における家族のストレスマネージメントに関する研究

申請者	学校・研究所住所		連絡先　☎○○-○○-○○○○	
	〒○○　　○○市○○区○○町 　　　　○○大学看護学部		どちらか選ぶ 　個人研究　　共同研究	
	氏　名	所　属	自宅住所	
	○○○○	看護学科	〒○○○○　○○市○○町　☎○○-○○-○○○○	
助成金の使途	観察用VTRモニター一式：23万円 研究協力謝金：5万円 VTRテープ：1万円 旅費：1万円　　　　　　計30万円		文部省科学研究費，その他団体等からの助成金等の有無	無
研究題目	在宅介護における家族のストレスマネージメントに関する研究			
研究内容と意義	近年の疾病構造の変化と医療技術の進歩，高齢者増加から，在宅介護の必要性が高まり，在宅介護のための訪問看護や福祉サービスも年々増加している。しかし，在宅介護の提供者である家族の肉体的・精神的負担は大きく，長期にわたってストレスの加わる状況におかれていることが多い。本研究は，在宅介護を行っている家族のもつストレスの根源を明らかにすると同時に，ストレスを克服するための方法を明らかにすることである。 　具体的には，在宅介護を行っている家庭を訪問し，介護者と要介護者の了承を受けた対象者の介護の状況をVTR観察することにより，日常生活におけるストレスの根源とその徴候を分析し，家族に応じた最も有効なストレス対処法を見出すことである。介護者のストレス研究は，介護を受ける人の健康状態や家族のサポート体制に焦点が置かれており，日常生活のストレスの根源やストレス対処法に関する研究は少ない。したがって，家族自身がストレスの種類とその根源を自覚し，対処法を身につけることは，今後の在宅介護を推進するうえで重要な課題であり，本研究は在宅介護をサポートするものである。			

Ⅳ 研究助成金の申請方法

研究助成金を申請する場合は,その提出先の規定に即した研究計画書を書く必要がある。民間財団によっては,研究概略の提示を求め,それが興味深いものであればより詳細な研究計画書を提出する方法を採用しているところがあるが,ほとんどの場合は前ページの表12-1に示したような研究申請書を提出し,審査を受けることが条件になっている。研究申請書は,提出先の公募要領にそって記入するが,概ね次のような項目がある。

① 研究申請者(共同研究の場合は代表者)に関する書類——氏名,所属機関,研究領域,研究タイトル,研究期間,申請者連絡先,過去に受けた助成金の種類と金額など

② 研究助成金予算に関する書類——研究テーマに沿って具体的用途を記入する。主な項目として,備品費(品目および金額を記述する),消耗品費(品目の内容と数量および金額),旅費(使用する交通手段および運賃),印刷費(印刷物の種類および枚数),会議費(会議の回数および人件費),資料代(資料内容および枚数),謝金(単価および人数)など

③ 研究計画書——研究タイトル(申請書と同様のもの),研究期間(年次ごとの研究年月日),研究目的および内容

④ 研究代表者および共同研究者の過去5年間の当該研究に関する研究業績など

なお,研究助成金を受けた場合は,研究報告の提出を義務づけられていることが多いので留意する。また,学術雑誌に投稿する場合は,研究助成金を受けたことを必ず表示する。

◆引用・参考文献
1) Brink, P.J., Wood, M.J.(小玉香津子,輪湖史子訳):看護研究計画書,作成の基本ステップ.日本看護協会出版会,東京,p.236-237, 1999.

(名古屋市立大学看護学部　多喜田 恵子)

13章　研究報告

I　研究報告の意義

　研究結果や考察の検討が終了すると，研究全体の内容をまとめ，報告するという作業に移行する。それまでは，研究仲間や対象者など関係者間のやりとりを中心とした，いわば仲間内の作業であるため，狭い世界での見解になりがちである。広い視野で研究内容を評価するには，研究者以外の意見をきくのが最も有効である。そのためには，研究内容を公の場で報告する必要がある。せっかく努力して行った研究も，他者の目に触れなければ，その価値や妥当性を問われることなく，努力が水の泡になってしまう。また，研究をさらに発展させようとしても，他者からの評価を受けなければ，独善的な考え方に陥る可能性も少なくない。さらに，研究に協力してくれた人々に対しては，研究結果を報告することで間接的な謝意を表すことにもなり得る。

　したがって，報告するということは，単に研究内容をまとめることだけではなく，その内容の評価を受けることであり，研究者として責任を果たすことである。言い換えれば，報告することによってはじめて研究として完成したといえる。

　報告には，口頭で発表する方法と学術雑誌などに論文として投稿する方法がある。

II 学会報告

1 学会報告の主旨と種類

　学会報告は，研究者が一堂に会してそれぞれの研究内容を報告し，それに対する質疑応答や意見交換を行う場である。研究者が直接的に伝えるため，研究内容が把握しやすく，質疑や討議などによって発表内容を深めることができる。また，発表を通して，他の研究者と新たな人間関係を形成したり，対人交流をもつ機会にもなる。

　発表形式は，口演と示説（ポスターセッション）があるが，口演は演者が壇上から大勢の参加者に向かって一定時間内に発表し，その後に質疑応答を受けるため，発言する際は，発表者も参加者も多少の緊張感を伴うことがある。それに対し示説では，研究内容を掲示板に貼り，討論形式で発表するため，参加者と直接的な交流をもつことができる。

2 看護系の主な学会

　学会報告を行う場合には，ほとんどの場合，報告者が学会の会員であることが必要とされている。学会によっては，共同研究者においても会員であることを条件としているところもある。したがって，発表しようとする学会の会員であるかどうか確認し，会員でなければ早急に入会の申請をする必要がある。

　看護関係の学会で代表的なものとして，次の学会があげられる。

　　日本看護協会主催による日本看護学会（看護教育，看護管理，看護総合，成人看護Ⅰ・Ⅱ，老人看護，小児看護，母性看護，地域看護の各分科会），日本看護研究学会，日本看護科学学会
　　（看護教育に関する学会）日本看護学教育学会，日本看護教育学学会
　　（専門領域の看護系学会）日本がん看護学会，日本難病看護学会，日本精神看護学会，日本精神保健看護学会，日本家族看護学会，日本老年看護学会，日本救急看護学会，日本看護診断学会，日本看護福祉学会，日本看護歴史学会，日本助産学会，日本母性看護学会

これらの学会の開催日や開催地は，年末に一覧が看護系の雑誌に掲載されるので，前もって知っておくことが必要である。また，学会によっては査読システムを導入している学会があるため，演題を申請する前に手続きを把握しておく。

3　学会報告までの準備

　学会報告までの主なプロセスは，演題の申し込みと同時に抄録原稿を作成し学会事務局に送る。現在ほとんどの学会に査読システムがあるため，演題の募集要項を確認のうえ，申し込みをする。

　演題の採択の返事が来たら，発表に向けて準備にかかる。抄録原稿は学会の所定の用紙を使用するが，本文に研究目的・研究方法・結果・考察・結論を記入することが義務づけられている。これらの内容が記述されていないと受理されないことがある。また，口演で発表する場合は，抄録の内容をわかりやすくするために，発表時にスライドやOHPを用いることが多いが，最近ではパソコンのプロジェクターが使用できる学会があるため，事前に確認をしておく。

　発表にあたっては，必ず発表原稿を用意する。発表原稿は，発表時間の長さにしたがって作成する。話す内容が耳で聞き取れるスピードの目安は，通常1分間に300字程度である。

　また，スライドやOHPを使用する場合は，原稿を作成する場合に，発表時間1分間に1〜2枚を目安にする。シート1枚に入れる文字の行数は，横向きで10行以内，縦向きで15行以内とする。これ以上になると，細かくなり読みづらくなる。

　示説発表の場合は，掲示板の大きさを把握し，ポスターの大きさや枚数を判断する。学会によっては，会場で資料を配布できる学会もあるが，必要部数は各自で準備することが多いため留意する。

Ⅲ　論文報告

　学会報告が終了したら，次に学会誌や研究誌など学術雑誌に投稿する。学会報告の多くはその場限りに終わってしまうが，学術雑誌は半永久的に残され，より多くの人々の目に触れる。時には，他の研究者の参考文献になったり，あるいは

研究方法の検証が行われたり，さまざまな影響を与え，共有財産となり得ることもある。しかし，いったん発表された文章はあとで修正したり補足したりできないため，内容を十分に吟味する必要がある。査読システムのある雑誌に投稿すると，その領域の権威ある人の批判を受けることができるし，修正箇所の指摘も受けられるので，良い学習の場になる。学術雑誌としては，学会誌，商業誌，紀要，報告書などがある。

1　看護系の主な投稿雑誌

看護系の主な学会誌には，『日本看護科学学会誌』『日本看護学会誌』『日本看護研究学会誌』『日本看護学教育学会誌』などがある。また，商業誌の看護に関連する雑誌は多く，専門誌としては『看護』『看護技術』『看護研究』『臨牀看護』『看護学雑誌』『看護教育』『看護展望』『月刊ナーシング』『エキスパートナース』『看護実践の科学』『臨床看護研究』などがある。専門領域を対象にした雑誌では，『精神看護』『小児看護』『がん看護』『助産婦雑誌』『保健婦雑誌』などがある。雑誌に投稿する場合は，その雑誌の投稿規定に従う。

2　論文報告のまとめ方

論文報告は，投稿する雑誌によって多少異なるが，一般に看護の研究論文の種類は，原著・総説・研究報告・資料がある。原著はオリジナルなデータがあることが前提であるが，論文としては価値が高いものである。総説はある特定の課題に対して追究した内容で知見を広く概観したものである。主に文献検討を通して行う。研究報告は，研究の内容として原著論文や総説には及ばないが，研究で用いる言葉の定義や研究の位置づけが明確であり，方法が具体的で検証可能な内容で書かれたものをいう。特定の研究の基礎となり得る内容が求められる。資料は，調査研究などで得られたデータを整理しまとめたものを記述するときに用いる。

一般に多く発表されているのは研究報告であり，看護実践の方向性が示され，研究の資料として有用性が高いものである。研究論文は，400字詰原稿用紙30枚程度のものが最も多いが，概ね次のような項目で構成する。

① 「はじめに」——テーマに関する研究の動機と目的，問題の背景，先行研究の文献検討から当該研究の意義などを記述する。特に仮説を明らかにした

い場合は，仮説の項を設ける。
② 「研究方法」——研究対象・研究期間，調査研究の場合は調査内容，データの収集・分析などを含む。
③ 「結果」——得た結果を解釈や説明を加えないで，できるだけ生のデータを提示する。結果を示す方法として，図や表を用いると他の人に伝わりやすい。
④ 「考察」——論文のなかで最も重要な部分である。ここでは結果の内容をみながら，どのような意味があるかを解釈し，研究者の仮説と照らし合わせて説明する。また，他の研究者が行った研究結果と自分たちが得た結果と比較・照合し，相違点を述べる。さらに研究の妥当性や正当性など結果から得た研究の意義や今後の課題について論じる。
⑤ 「終わりに」あるいは「結論」——研究の目的・方法・結果からどのような研究成果を得たのか，簡潔明瞭に記述する。また，今後の課題から研究の方向性を明確にする。
⑥ 「謝辞」——研究の協力者に感謝の意を表す。
⑦ 「引用・参考文献」——引用・参考にしたすべての文献を記載する。記載方法は，各雑誌の投稿規定に則る。

◆引用・参考文献
1) 赤澤彌子：学術雑誌への投稿．JJNスペシャル14 看護研究の進め方・論文の書き方；136-139，1986．
2) 黒田裕子：黒田裕子の看護研究 step by step．学習研究社，東京，p.132-133，1997．
3) 南裕子（井上幸子編）：看護における研究．看護学大系10．日本看護協会出版会，東京，p.146, 172，1991．

(名古屋市立大学看護学部　　多喜田 恵子)

14章 臨床からの報告

看護研究の楽しさ・苦しさ

三重大学医学部附属病院看護部　　小瀬古 隆

　研究で楽しさが実感されるのは，それがたとえ些細なものであれ，自分にとって新しい発見が生み出される時である。だとすると，研究の苦しさとは，まさに生みの苦しさである。

　研究の始まりは，自分のこれまでの経験に基づく直感や自分の知識に対する疑問から出発する。そこで，データを収集していくのだが，その過程において，最初に思い描いていた予測と異なった結果が出てくることがしばしばある。そうなれば，自分の直感や知識を疑わねばならない。そのとき，自分をどれだけ白紙にしてデータを眺めることができるかがとても難しい。自分を白紙にして，データを何度も何度も眺めている間に，別の解釈が浮かんでくる。これまでつながらなかったものが，新しい形でつながってくるとき，「あっ，そうなんだ」と思える。そこに発見の喜びがある。

　一方，そこに至るまでには長い苦労があるものだ。データ収集していく前に，研究の目的を周辺研究と見比べ，位置づけをしなければならない。また，どのようなデータを収集していくのか，そのデータをどのように分析するのか，あらかじめ決めておく必要がある。こうしていろいろな決め事を行って，初めてデータ収集が始まる。そして，収集された生データは，今度はもう一度，分析しやすいように数字や文字などの記号に置き換えられねばならない。こうして，ようやく

自分の目の前にデータが揃うのである。データ収集や記号化は地道で地味な作業である。大変な時間と労力を要する。やったことのある人なら，途中で何度も「もう，うんざり」と思った経験があるだろう。それでも十分といえるまで収集は続けられる。

しかし，苦しさばかりではない。十分な下ごしらえが事前になされたデータは，後の分析をよりスムーズにしてくれる。そして，その結果がどうであれ，これまでやってきた自分の苦労に報いてくれるだけの発見の喜びを，必ず与えてくれるものだと思う。

「概念枠組み」の理解

山梨医科大学大学院修士課程　　風間　真理

　病院勤務をしていた頃，研究の指導を受ける機会を得た。まだ研究計画書の書き方も研究の仕方もよくわからなかったので，指導を受けることが必要だと思っていた。研究計画書を作成するときに必ず考えなくてはならない項目に「概念枠組み」があるが，この「概念枠組み」がとらえどころがなくわかりにくいところであった。「概念枠組み」の考え方や書き方の説明を聞いただけでは，はっきりと理解することができず，漠然としていたのである。しかし，病棟の同僚と取り組んだ看護研究の研究計画書を作成する際に先生の助言を受け，より具体的に考えることで「概念枠組み」を理解することができた。

　私は研究のテーマに「環境」を取り入れたのだが，ただ「環境」といっても，さまざまなとらえ方がある。私と共同研究者の間でも「環境」の解釈が異なり，対立していた。2人でいくら話し合ってもお互いに譲らないので，先生の助言を受けることにした。先生は，「環境」について書かれている先行文献を調べ，多くの「環境」が何を指しているかみて，そしてそのなかから自分たちが行う研究に必要な「環境」の解釈を取り入れ，さらに必要ならば自分たち独自のものを入れるとよい，と説明された。この説明をきくことで私は，「環境」という言葉が何を指しているのか，その枠をつくることが「概念枠組み」であると理解できた。よくわからなかった「概念枠組み」がわかったことで，研究計画書の半分はできたなと，結構うれしかったものである。そのときから「概念枠組み」について理解することができた。

　今でも，研究計画書を作成するときに考えてしまうのが「概念枠組み」であるが，指導を受けたときのことを思い出しながら作成している。

抑制, 隔離に関する研究が臨床に与えた影響

東京女子医科大学病院看護部　　福田　浩美

　私は，抑制時のケア基準作成に関する研究を行った。この研究を行って，臨床に与えた影響が大きかったものとして，次のことがあげられる。

① 抑制という治療行為が，最終手段として，医師にも看護婦にも考えられるようになった。看護婦は，抑制の必要性について，納得がいくまで医師と話し合うようになった。その結果として，患者を抑制する件数が減少した。

② 抑制に関するケアの質を維持，向上できるようになった。その結果，抑制による循環障害がなくなり，患者の叫ぶ声が減り，抑制による患者のストレスを緩和するケアになった。

③ 患者が抑制に関するインフォームド・コンセントを理解できるように，医師も看護婦も根気よく伝えるようになった。その結果，「抑制は嫌だけれど，病気だからしかたがない。看護婦さんがよく来て，話を聞いてくれた」という患者もいた。

④ 抑制をしたときから，抑制解除するための積極的ケアとなり，医師の治療も積極的治療になっていった。その結果，医師は前に比べ，診察する頻度が高くなり，抑制解除状態に達したら，看護婦は抑制解除をすることを医師と話し合い，抑制期間の短縮につながった。

以上のような結果を得ることができ，研究を行って本当によかった。臨床のなかで埋もれている看護を研究することで，自分たちの行っているケアが意味のあることだとわかり，その根拠も明らかにできるということで，自信につながっていく。燃え尽きないで仕事を続けていくためにも，研究は必要である。

看護スタッフが事例をまとめる意味

国立療養所犀潟病院看護部
(前)国立精神・神経センター国府台病院 　　関屋　スミ子

　国立精神・神経センター国府台病院の児童精神科病棟は，古い歴史をもつ児童精神科の専門病棟である。私が赴任した頃は，日々の業務に追われ，看護チームの分裂など，看護として自分の仕事をどのように考えればよいか悩む毎日だった。そこで事例1つ1つを丁寧に振り返ることが大切ではないかと思うようになった。しかし3交代の業務のなかで全員で振り返りはできないので，まず自分の受け持ち患児について振り返るためにまとめてはどうかと考えた。

　私のなかでは，事例をまとめる目的として，自分の受け持ち患児をどれだけ見つめられていたかがわかり，記録を読み直すため記録に関心をもち，看護はチームでしていることの実感をもってもらいたいと思った。しかし，あまり事例をまとめたことがないスタッフが多いため，最初の年は自由に自分の好きなようにまとめてもらった。どのような点がわからないのかが理解できた。2年目は「事例のまとめ方」のコピーを全員に配布した。まとめ方の形は理解でき，その年は他者に客観的なコメントをいただいた。3年目は，事例のまとめ方の共有をし，専門家に評価をお願いした。このように積み重ねていくうちに，ページ数も多くなり，表現方法にも工夫がみられるようになった。それと同時に，まとめたものでチームの看護を共有できるようになった。

　このようになると，看護実践の振り返りがかなりできてきて，日々の看護にも変化がみられるようになった。これは1つ1つの事例をまとめてきたためである。

　以上のことから，臨床での事例のまとめの意義については次のようにまとめることができる。

1　自分の看護実践の振り返りができる。
① 　対象をどれだけ見つめていたかがわかる（全体像がみえてくる）。→次回の受け持ち患児への対象の見つめ方の観点がわかってくる。
② 　看護の不足の部分がわかるとともに自分の関わり方の特徴もみえてくる。
　→次の看護に意図的に関わることができるようになる。

③　看護を振り返るとき，記録の見直しになり，記録の重要性や記録の仕方も再認識できる。→記録の書き方が変化してくる。
2　文章にして表現することで，他のスタッフのまとめを共有することにより，新たな看護の視点をもつことができる。

以上のようなことから，日々，看護の視点をもって看護実践ができるようになり，臨床のなかで事例をまとめることは，看護の質の向上と実践力向上のために欠かせないことである。

当院における看護研究

青渓会駒木野病院看護部　畠山　千秋

　当院は東京の郊外，八王子にある525床の精神科単科の病院で，入院部門は9部門ある。

　専門職である看護婦・士が専門領域に生ずる問題を探究するのは当然のことだが，残念ながら当院の看護職員の看護研究に対する態度は積極的ではない。当院では年に1回，院内看護研究発表会が行われている。病棟単位で2年に1回順番が回ってきたのでしかたなく行う，というのが実情である。

　担当病棟は約1年前から取り組むことになるが，ほとんどのメンバーが卒業後初めて看護研究を行うということ，看護職員の有資格者の約半数が准看護婦であるということから，看護研究を始めるにあたってはさまざまな困難がある。

　個人的な努力だけでは難しいと考え，それをサポートするために，看護部教育委員会のなかに看護研究担当をおいている。年間計画として，看護研究学習会を3回実施し，担当病棟には継続して1人の教育委員が中心となって関わるようにしている。

　第1回看護研究学習会は，教育委員が看護研究の基礎を講義する。このとき，看護研究計画書をしっかりまとめるということの意味を強調している。1カ月後，2カ月後に提出してもらい，そのつど指導している。教育委員は看護研究計画書が不十分であることを伝えようとするが，うまく伝えられずに誤解を生ずることもある。この際に，私個人の未熟さと，「人を指導する」ということの難しさを痛感する。研究メンバーが看護研究に慣れていないように，教育委員も看護研究を指導するということに慣れていないのである。両者には，経験と時間が必要だと思っている。

　第2回は看護研究計画書の最終的なチェックと指導を，第3回は看護研究の中間報告会として川野雅資先生に指導していただいている。川野先生に直接指導を受けるということは，看護研究のレベルアップを目指す当院にとって必要なことであり幸運なことである。

　平成11年度，院内看護研究発表会では6病棟が発表し，そのうちの3病棟が院外で発表した。6病棟の内容は病棟ごとの実情に沿った内容であり，それが活かされている。そのことが教育委員としての自分の喜びにつながっている。

看護研究の助言者を経験して

東京都立駒込病院看護部　泉水 初海

　当病院の看護研究は，院内の半分の病棟が隔年で交代しながら，各病棟スタッフ2～4名が1グループとなって，10カ月間の研修として取り組んでいる。この研究は，講師の指導のもとに進めていくゼミナール方式をとっている。このほかに，1人の助言者が2つの研究グループを担当し，月に一度の研修日とさらに随時各グループと連絡を取り合いながら，具体的な研究計画書の作成から，実施，論文作成，発表までの全行程を通してアドバイスを行い，研究の進行を助けていく。助言者たちはそれぞれの担当グループの進行状況の報告や指導上困っている点，良い点などを話し合いながら助言を行う。この助言者には，東京都衛生局で実施しているリーダー養成のための看護研究を終了した者があたっている。

　私は，今回初めて助言者という役割を経験した。自分自身，上記での研究を終えた直後でもあり，かなり気合いが入っているつもりであった。しかし，研究メンバーの看護に対する熱い思いや，忙しい勤務をぬっての精力的な取り組みは，私の気合いなど足元にも及ぶものではなかった。時には，研究計画書ができあがる前に「実はもう実施しているのです」という言葉に青くなることもあったが，文献検索をして著者に話を聞きに行くなど，頼もしく思うことの連続だった。この研究者との関わりのなかで，いかにメンバーのパワーを研究に対し合理的に発揮できるように関われるかが，私のいちばんの課題であった。そのため，ネタづくりと作戦を練ることに，大変な時間を費やした。また，私自身の研究に対する経験が少ないため，勉強をしながらの助言であり，他の助言者からアドバイスをもらってはいるものの，不安に思いながらの取り組みであった。

　今回，助言者を経験したなかで良かったと思えたことは，研究を終えたあとに「苦しい時間もあったけれども，研究が楽しかった」と，研究メンバーに言ってもらえたことである。順番が来たからやるという受け身の研修生もいるなかで，1つずつ丁寧なプロセスを踏み研究成果を出すやりがいや，学ぶ喜びを得るお手伝いができたことは，何よりもうれしかった。

　今後も助言者として的確な指導ができるよう，研究に対する知識と経験を積んでいこうと思っている。

県立病院で働く看護者に研究が必要な理由

三重県立小児心療センターあすなろ学園看護部　　堀江　ミサ子

　近年，医療は高度化，多様化，さらに複雑化し，社会の医療に対する関心やニーズがますます高まってきた。医療現場に勤務する私たちの病院も医療の質が問われ，患者さんから選ばれる時代を迎えている。今，多くの病院は，マグネットホスピタルを目指し，資質の向上を図ろうとしている。サーベイヤー（評価調査者）により，病院という一組織をあらゆる観点から評価する病院機能評価（基本的な事項・地域ニーズの反映・患者の満足と安心・診察の学術性・病院運営管理の合理性など）を受けることによって，さらに患者さんに良質な医療サービスを提供し，「質」のグレードアップを図っている。

　県立病院では，「人権を尊重し，県民と地域の信頼を得る医療を追求し，常に時代を先取りしたサービスを実施する」（一部省略）を基本理念とし，収支を考慮に入れながら，それぞれの病院の役割を果たすことが課せられている。この厳しい状況下の医療現場で中心的な役割を担っている看護婦にも，当然大きな期待が寄せられている。「良質な看護サービス」の提供である。

　良質な看護サービスを提供するためには，個人はもとより看護チーム全体のレベルアップが要求される。昼夜を問わず，24時間継続してケアをするためには，レベルアップされた知識や技術と，患者さんのニーズを含めた，あらゆる情報の共有が基本である。

　その共有する情報は，患者さんを鋭い観察力と洞察力で注視し，科学的，理論的にとらえ，看護記録として残す。その残された看護記録が研究論文の始まりでもあり，記録の充実が重要となってくる。看護研究は理論の検証に貢献するものである。日々の看護実践の中からの気づき，疑問，患者さんのニーズ，訴えなどを見逃さず，これらを理論的に解決するところから看護研究が生まれ，より高度で良質な医療サービスの提供へとつながっていく。

　研究から生まれたその成果品は，再び患者さんの看護に活用し，検証して，さらに質の高い看護展開をすることになる。

　看護婦もますます高学歴となり，大学院（平成11年30校）や看護大学（平成10年63校）を卒業し高度な知識を学んで現場へと送り込まれてくる卒業生と肩

を並べて勤務するためにも，実践に裏づけられた研究成果が必要不可欠である。日々精進し，自己研鑽あるのみである。

　看護研究は，チームのレベルアップを図るとともに，質の高い看護サービスを提供するために必要不可欠である。また数年後には，看護大学などを卒業した看護婦たちのマンパワーで，病院が変革されることが予測される。看護研究なくして看護の発展はなく，看護研究にまさるものはないといっても過言ではない。

索引

A to Z

- 1事例研究 ……………………… 31
- 2項分布 ………………………… 124
- ANA ……………………………… 1
- ANOVA ………………………… 131
- CD-ROM ………………………… 11
- correlation diagram …………… 123
- EBN ……………………………… 3
- EXCEL …………………………… 63
- F検定 …………………………… 131
- Index ……………………………… 9
- Index Medicus …………………… 9
- Informed Consent ……………… 141
- International Council of Nurses … 138
- International Nursing Index ……… 9
- KJ法 ……………………………… 66
- mean …………………………… 121
- median ………………………… 121
- MEDLINE ……………………… 10
- mode …………………………… 121
- percentile ……………………… 121
- regression line ………………… 124
- sample ………………………… 125
- sampling ……………………… 125
- SD法 …………………………… 60
- SPSS …………………………… 63
- standard deviation …………… 122
- t検定 …………………………… 129
- t分布 …………………………… 125
- variance ……………………… 122

あ

- アブデラ ………………………… 3
- アメリカ看護婦協会 …………… 1
- アンケート調査 …………… 58, 83
- 医学中央雑誌 …………………… 10
- 一次コーディング ……………… 77
- 一次資料 ………………………… 8
- 一定間隔 ……………………… 120
- 因果関係の明確さ ……………… 23
- 因果関係を明らかにする ……… 19
- 因子間の関連 …………………… 19
- インタビュー …………………… 84
- インフォームド・コンセント … 141
- エビデンスベイストナーシング … 3
- 演繹的研究 ……………………… 57

か

- 回帰直線 ……………………… 124
- 階級の度数 …………………… 121
- 回顧的・相関的研究 ……… 23, 25
- カイ2乗分布 ………………… 125
- 回答選択肢 ………………… 91, 93
- 概念化 ………………………… 66
- 概念規定 ……………………… 58
- 概念枠組み …………………… 86
- 学術研究助成金 ……………… 145
- 仮説検証型研究 ……………… 57
- 仮説証明研究 ………………… 19
- 仮説の検証 …………………… 59
- 学会報告 ……………………… 150
- カテゴリー …………………… 134
- 看護 ……………………………… 1
- 看護関係の学会 ……………… 150
- 看護系の主な学会 …………… 152
- 看護研究 ………………………… 3
- 看護研究依頼手続き ………… 114
- 看護研究における
  倫理的配慮に関する提言 …… 112
- 看護実践の報告 ……………… 68
- 看護とは ………………………… 1
- 看護に関連する雑誌 ………… 152
- 看護文献抄録集 ……………… 10

165

観察 ……………………………84	研究方法 ……………………………48
観察者 ………………………………75	研究方法の分類 ……………………57
観察者からの影響 …………………76	研究方法の枠組み …………………48
観察対象者 …………………………75	研究方法を表現したテーマ ………41
完全な情報公開の権利 …………139	研究目的を表現したテーマ ………41
キーワード …………………………41	健康 ……………………………………2
記述的研究 ……………………23, 24	健康－不健康の連続線 ………………2
記述統計 …………………………120	検定 …………………………………126
基準変数 …………………………124	口演 …………………………………150
規定理論 ……………………………20	構成的面接法 ………………………62
帰納的研究 …………………………57	コーディング …………………119, 132
帰無仮説 …………………………126	コード化 ………………66, 119, 132
境界値 ……………………………120	国際看護婦協会 ……………………138
許可 ………………………………109	コントロール群 ……………………27
記録 ……………………………76, 81	
グラウンデッド・セオリー・アプローチ ‥75	**さ**
クリティーク ………………………14	最頻値 ………………………………121
グループで研究 ……………………39	索引誌 …………………………………9
クロス表 …………………………124	参加観察法 …………………………74
クロス集計 ………………………124	散布図 ………………………………123
研究 ……………………………………2	自記式質問紙法 ……………………60
研究期間 ……………………………51	自己決定の権利 ……………………139
研究計画書 …………………………45	事象を詳細にみていく ……………18
研究計画書の作成 …………………45	示説 …………………………………150
研究計画書のモデル ………………47	実験群 …………………………27, 70
研究計画書を作成する意味 ………46	実験研究 ………………………65, 69
研究助成金 ………………………145	実践報告 ………………………67, 68
研究助成金の使途 ………………146	実態調査 ……………………………83
研究申請書 ………………………148	実態調査型研究 ……………………57
研究テーマ ……………………37, 48	質的研究 ……………………………57
研究デザイン ………………………48	質的研究方法 ………………………74
研究内容を表現したテーマ ………42	質的データ …………………………119
研究の質 ……………………………23	質問紙法 ……………………………60
研究の動機 ……………………………7	質問文 ………………………………93
研究の独自性 ………………………20	自由回答法 ……………………60, 91, 92
研究の目的 …………………………48	自由記載法 …………………………60
研究への協力依頼 ………………112	従属変数 ……………………70, 124
研究への承諾 ……………………113	集団を代表している事例 …………64

自由度	126	追研究	21
順位法	60	テーマの抽出	37
準実験(的)研究	24, 27, 71	統計的研究	57
順序尺度	119	統計的調査	84
承諾を得るための明示事項	114	統計的データ	119
剰余変数	70	等分散性の検定	131
症例研究	65	特殊な事例	65
症例報告	65	独立変数	69, 124
事例研究	29, 57, 64	図書目録カード	8
事例的調査	84	度数分布	120
事例報告	67	度数分布曲線	121
真の実験的研究	24, 28		
信頼性	61	**な**	
正規分布	125	ナイチンゲール	1
説明変数	124	内容分析法	66
線グラフ	121	二次コーディング	77
先行研究	8, 52	二次資料	8
前実験的研究	24, 26	日本看護関係文献集	9
選択回答法	60	日本看護協会	1, 145
相関係数	123	日本精神科看護技術協会	145
相関図	123	日本保健関係文献集	9
蔵書目録	8		
相対度数	121	**は**	
組織依頼	115	パーシィー	57
		パーソナルコンピューター	63
た		半構成的面接法	62
対照群	27, 70	比較群	27, 71
対立仮説	126	非構成的面接法	62
単一対象への実験法	72	非参加観察法	76
探求のレベル	17	ヒストグラム	121
中央値	121	秘密の保持	141
調査研究	58, 83	百分位値	121
調査研究の困難性	59	表計算ソフト	63
調査研究の目的	59	標準偏差	122
調査項目	84	評定法	60
調査の実施準備	105	標本	125
調査用紙の作成	86	標本抽出	125
調査用紙の修正	103	フィールドリサーチ	74

索引 *167*

フォーカスグループ ･････････････79
プライバシー ･･･････････････137
プライバシー，匿名性，
　機密性確保の権利 ･･･････････139
不利益を受けない権利 ･････････138
プリコード回答法 ･･･････････91
プレテスト ･･･････････････101
プレテストの結果 ･･･････････102
分割表 ････････････････124
文献検索 ･･････････････8, 52
分散 ･･････････････････122
分散分析 ･･･････････････131
分析プロセス ･････････････134
平均値 ････････････････121
ベースラインデータ ･･･････････27
ベナー ････････････････57
棒グラフ ･･･････････････121
ホーソン効果 ･･････････29, 72
母集団 ････････････････125

ま

前向き・相関的研究 ･･･････23, 25
マルチプルベースラインデザイン ･･･････32
無作為化 ･･････････････28
無作為法 ･･････････････70
名義尺度 ･･････････････119
面接法 ･･･････････････62
問題意識 ･･････････････39, 47
問題解決型研究 ････････････57
問題発見型研究 ････････････57

や

有意水準 ･･････････････126
郵送 ･･･････････････105
ユニフィケーション ･･･････････5

ら

リッカート尺度法 ･･･････････60

留置調査法 ･････････････60
量的研究 ･･････････････57
量的データ ････････････119
臨床看護研究文献集 ･･････････9
倫理的な課題 ･･･････････73
倫理的な諸問題 ･････････109
倫理的な配慮 ･････････137
倫理に関する規定 ･････････138
累積度数 ･････････････121
レイニンガー ･･･････････57
レベル1の事例研究 ･･････････30
レベル2の事例研究 ･･････････30
レベル3の事例研究 ･･････････31
連続分布 ････････････125
論文報告のまとめ方 ･････････152

わ

歪度 ･･････････････122

執筆者一覧 (五十音順)

浦川 加代子 (うらかわ かよこ)	三重大学医学部	[10章]
風間 真理 (かざま まり)	山梨医科大学大学院修士課程	[14章(分担)]
川野 雅資 (かわの まさし)	三重県立看護大学看護学部	[1章, 2章]
北島 謙吾 (きたじま けんご)	三重県立看護大学看護学部	[7章]
金城 祥教 (きんじょう よしのり)	静岡県立大学看護学部	[5章]
小瀬古 隆 (こせこ たかし)	三重大学医学部附属病院看護部	[14章(分担)]
鈴木 啓子 (すずき けいこ)	静岡県立大学看護学部	[4章]
関屋 スミ子 (せきや すみこ)	国立療養所犀潟病院看護部	[14章(分担)]
泉水 初海 (せんすい はつみ)	東京都立駒込病院看護部	[14章(分担)]
多喜田 恵子 (たきた けいこ)	名古屋市立大学看護学部	[8章, 12章, 13章]
畠山 千秋 (はたけやま ちあき)	青渓会駒木野病院看護部	[14章(分担)]
福田 浩美 (ふくだ ひろみ)	東京女子医科大学病院看護部	[14章(分担)]
藤本 幸三 (ふじもと こうぞう)	三重県立看護大学看護学部	[6章, 9章]
堀江 ミサ子 (ほりえ みさこ)	三重県立小児心療センターあすなろ学園看護部	[14章(分担)]
森 千鶴 (もり ちづる)	山梨医科大学医学部	[3章, 11章]

編者略歴

川野 雅資（かわの まさし）

1949年11月生まれ
1973年 3月　千葉大学教育学部特別教科看護教員養成課程 卒業
1973年 4月　東京都民生局八王子福祉園
1975年 4月　財団法人小林病院 看護士
1978年 4月　東京女子医科大学看護短期大学 助手
1981年 1月　ハワイ大学看護学部修士課程 入学
1984年 5月　ハワイ大学看護学部修士課程 修了
1984年 6月　東京女子医科大学看護短期大学 講師
1989年 4月　東京女子医科大学看護短期大学 助教授
1994年 4月　杏林大学保健学部看護学科 教授
1998年 4月　三重県立看護大学精神看護学 教授
　　　　　　地域交流研究センター センター長
　　　　　　現在に至る

編著書に,「精神看護学Ⅰ」「精神看護学Ⅱ　精神臨床看護学」（廣川書店），「精神看護学の技法　クリティカルシンキングの養成と精神看護の技術」（南江堂），「基礎看護学講座　精神看護学」「現代看護学基礎講座12　精神保健学」（真興交易医書出版部）などがある。その他、著書，翻訳書多数。

看護研究入門
科学的研究方法の実践［心の看護編］

2001年 4月25日　初版第1刷発行

編　　者　川　野　雅　資
発　行　者　石　澤　雄　司
発　行　所　株式会社　星　和　書　店

　　　東京都杉並区上高井戸1-2-5　〒168-0074
　　　電話　03（3329）0031（営業）／03（3329）0033（編集）
　　　FAX　03（5374）7186

©2001　星和書店　　　Printed in Japan　　　ISBN4-7911-0440-4

書名	著者	判型・頁	価格
痴呆の基礎知識	宮里好一著	四六判 264p	2,200円
精神科・治療と看護のエッセンス	市橋秀夫著	A5判 160p	1,900円
聖ヨハネホスピスのめざすもの 安らぎの中で生きるために	戸塚元吉 山崎章郎編	四六判 344p	1,650円
ターミナルケアにおけるコミュニケーション 死にゆく人々・その家族とのかかわり	J.ルートン著 浅賀、柿川、宮本訳	四六判 224p	1,990円
これからの精神医療と福祉	西山詮編著	A5判 216p	2,600円
痴呆のケアと在宅支援	露木敏子著	四六判 168p	1,650円
こころを看る看護 精神科看護マニュアル	中川賢幸著	四六判 280p	2,330円
こころの看護学 精神看護の理論と展開	L.A.ジョエル他編 岡堂哲雄監訳	A5判 496p	3,600円

発行：星和書店　　価格は本体(税別)です

書名	著訳者	判型・頁	価格
わかりやすいSSTステップガイド 上巻 基礎・技法編	ベラック、ミューザー、ギンガリッチ、アグレスタ著 熊谷、天笠監訳	A5判 264p	2,800円
わかりやすいSSTステップガイド 下巻 実用付録編	ベラック、ミューザー、ギンガリッチ、アグレスタ著 熊谷、天笠監訳	A5判 96p	1,800円
早期症状マネージメント 〈治療者用ハンドブック〉 精神分裂病再発予防のために	U.トレンクマン他著 市川、安藤監訳	A5判 88p	2,400円
早期症状トレーニング 〈患者用ハンドブック〉 こころの病いの再発予防のために	U.トレンクマン他著 市川、安藤監訳	A5判 56p	1,200円
ＳＳＴコミュニケーショントレーニング	山本タカタ著 福間病院山本SST研究会訳	A5判 172p	1,900円
心病む人への理解 家族のための分裂病講座	遠藤雅之 田辺等著	A5判 148p	1,845円
開かれている病棟	石川信義著	四六判 400p	2,175円
開かれている病棟 おりおりの記	石川信義著	四六判 330p	1,825円

発行：星和書店　　　価格は本体(税別)です

書名	著者	判型・頁	価格
精神科作業療法〈改訂版〉	石谷直子著	四六判 232p	1,990円
作業療法の実際 精神科における実践	L.フィンレイ著 丸山晋他訳	A5判 208p	3,340円
やさしい集団精神療法入門	増野肇他編	A5判 420p	4,500円
集団精神療法の進め方	中川賢幸他編	A5判 480p	5,680円
合本ウォン教授の 集団精神療法セミナー	N.ウォン著	四六判 238p	1,680円
音楽療法の実践 日米の現場から	加藤美知子著	A5判 248p	3,650円
運動表現療法の実際 ボディ・ワークを用いたグループアプローチ	近藤喬一監修 箕口、伊藤、他編著	A5判 208p	2,900円

発行：星和書店　　　　価格は本体（税別）です